# 重性精神疾病个案管理操作手册

主　编　姚贵忠

副主编　李文秀　程　嘉

编　者　（按姓名汉语拼音排序）

曹珺然　陈　玲　程　嘉　耿　彤　郭振军
韩冬影　何　锐　黄彩秀　李静静　李润霞
李文秀　李　阳　梁　京　梁　茵　廖金敏
苗　齐　孙　辉　孙　伟　陶树利　王天姿
徐建芳　许义杰　杨　妍　姚贵忠　伊亚平
于　玲　朱世辉

北京大学医学出版社

ZHONGXING JINGSHEN JIBING GE'AN GUANLI CAOZUO SHOUCE

图书在版编目（CIP）数据

重性精神疾病个案管理操作手册 / 姚贵忠主编． —
北京：北京大学医学出版社，2021. 10
　ISBN 978-7-5659-2468-2

　Ⅰ．①重…　Ⅱ．①姚…　Ⅲ．①精神病-康复-手册
Ⅳ．①R749.09-62

　中国版本图书馆CIP数据核字（2021）第142992号

**重性精神疾病个案管理操作手册**

主　　编：姚贵忠
出版发行：北京大学医学出版社
地　　址：（100191）北京市海淀区学院路38号　北京大学医学部院内
电　　话：发行部 010-82802230；图书邮购 010-82802495
网　　址：http://www.pumpress.com.cn
**E - m a i l**：booksale@bjmu.edu.cn
印　　刷：北京溢漾印刷有限公司
经　　销：新华书店
策划编辑：药　蓉
责任编辑：陈　然　娄新琳　　**责任校对**：靳新强　　**责任印制**：李　啸
开　　本：710 mm × 1000 mm　1/16　　印张：9.5　　字数：192 千字
版　　次：2021年10月第1版　2021年10月第1次印刷
书　　号：ISBN 978-7-5659-2468-2
定　　价：39.00元

# 序一

　　个案管理是帮助精神障碍患者改善功能、融入社会的重要康复服务技术之一。个案管理通常由社会工作者、康复治疗师、精神科医生、护士、社区精神卫生工作人员等组成服务团队，与患者本人和家属等共同协作，从精神健康、躯体健康、日常生活、社会交往、学习工作能力、家庭关系等多个方面为患者制订个体化、有针对性的、持续的康复计划和方案。

　　精神康复服务对精神障碍患者的意义非同一般。因为疾病的特点，精神障碍尤其是严重精神障碍患者往往发病年龄早，而且多数曾反复发作过，随着病程的不断迁延和发展，或多或少会在某些方面出现一些功能上的损害，以及可能存在部分残留症状。这给患者恢复原来的学习、工作或者进一步成家立业、融入社会带来困难，给患者和家人带来痛苦。患者期待自己即使受到疾病的限制，依然可以过一种令人满意的、充满希望的和有所贡献的生活，期待相对专业的服务帮助他们发挥自己的长处，突破自己的困境。目前，政府相关部门对精神康复也愈加重视，在相关政策文件中进行了反复强调。但这同时也是当前精神卫生服务中较为薄弱的一个环节。缺乏精神康复机构和人员以及可操作性的技术标准是重要原因。

　　姚贵忠老师的团队从事精神康复工作数十年，尤其在个案管理方面积累了大量的理论知识和实践经验。整个团队开展了 2000 多例的个案管理服务，并及时进行了系统梳理、总结和汇编。实践探索在先，总结提炼在后。本书是在 2017 年姚老师团队出版的《重性精神疾病个案管理》一书的基础上进一步编写的，包括个案管理的会谈评估、目标计划制订、医学康复、心理康复、社会康复、职业康复六个方面的技术，实操性进一步加强。

　　我还想强调一点，康复服务是一项比单纯药物治疗耗时更久的工作，它包括但不限于药物治疗。不论是患者还是工作人员，都可能在康复过程中出现失望、无奈甚至退缩的情绪。这就需要我们付出极大的耐心、热情和毅力，充分看到患者和其家庭的优势和资源，认识到康复就如同个人成长一般，要伴随患者终生。

　　本书适用于提供精神卫生服务的广大卫生工作者学习，也适用于患者家属为提高照护能力阅读参考。希望本书中来源于实践的知识和技能，能够继续服务于实践，以帮助更多患者康复，让他们过上属于他们自己的"满意的、充满希望的和有所贡献的生活"。

国家精神卫生项目办公室主任

北京大学第六医院公共卫生事业部主任

马　宁

# 序二　海淀社区个案工作介绍

精神卫生问题不仅仅是重大公共卫生问题，更是突出的社会问题。近些年来，国家出台了一系列指导性文件，提出要把防治工作重点逐步转移到社区和基层。2015年，海淀区以创建全国精神卫生综合管理试点区为契机，按照国家和北京市整体部署，结合区情，高位统筹，建立并逐步完善了"政府主导、部门合作、社会参与"的工作格局，形成了"区-街镇-社区"三级管理体系，摸索出"医院-社区全程自助化精神康复链"，实现了基层服务"纵到底，横到边"。

同时，海淀区先后出台文件积极推动街镇精神卫生专业社会工作人才队伍建设，探索引进社会工作者，推进社区个案管理团队及多学科团队建设，规范严重精神障碍患者社区个案管理服务，使辖区康复服务更加扎实、科学、规范。此项工作得到了北京市卫生健康委员会、北京市精神卫生保健所、北京大学第六医院及海淀区各委办局、各街镇的大力支持，在此一并致谢！

6年来，通过"引人才、建队伍、推试点、抓实践"，全区29家街镇建立600余个社区个案管理小组（社区严重精神障碍患者管理监护小组），服务万余名在册患者，并对病情不稳定、零（弱）监护、有康复需求的患者及时开展个案管理服务。截至目前，海淀区已组建了一支由精神科医生、社区精神疾病防治人员、心理治疗师、心理咨询师、精神卫生专业社工、精神康复志愿者等组成的500余人的专业服务团队，为619例社区在册患者提供以患者为中心的全方位、协调型个案管理服务。服务期间患者病情维持稳定、服药依从性好、社区康复活动参与率高、疾病复发率低、个人康复计划落实率100%、肇事肇祸零发生，患者及家属的生活质量提升，服务满意度达到95%以上。同时以区域专科医联体为技术支撑，组建多学科团队，按照区域分中心为单位开展培训、督导、见习、质控，并在辖区内逐步推进街镇社会工作服务组织和社区社会工作服务组织建设，夯实载体平台，发展教育培训，发挥辐射带动作用，把可复制推广的经验落到实处。

精神卫生工作任重而道远，我们的服务在探索中不断完善前行。希望大家可以从我们提供的督导案例中得到启迪，为推动精神康复社会工作服务增添智慧和力量。

北京市海淀区精神卫生防治院

何　锐

# 前言

    翻看电脑文档，我们编写的个案管理专著《重性精神疾病个案管理》虽然是在2017年初出版，但起草编写大纲，申请北京大学医学出版基金从2011年底就开始了。从2009年开展个案管理服务以来至今，累计接收个案2000多例，北京大学第六医院康复团队在工作理念、服务模式、团队管理，以及个案管理员的工作感受和自我成长等方面有哪些变化和进步，在此一并向读者汇报，供致力于此项工作的同道参考借鉴。

    尽管本书的重点是个案管理实际操作，但还是要首先强调其工作性质。个案管理是临床诊疗的重要补充和扩展，其核心是为患者提供全程（弥补现有医疗服务中坐等患者"上门"、服务缺乏连续性的不足）和全面（既治病又关注患者的感受和生活）的服务，我们称之为"两全其美"。从这个性质上讲，个案管理有点像是把医院的病床拓展到患者的家庭和社区。这不仅是服务半径的延伸，更是服务内容的丰富。

    精神疾病的治疗目前仍然以药物为主，但个案管理为患者提供了一个平台——被信任、被尊重的平台，可以自由表达的平台，可以与家属平等沟通的平台，可以向专业人士随时求助的平台。这个平台，或者说是患者与个案管理员建立的专业的人际关系，是帮助患者重拾信心、走向康复的重要力量。打个比方，人生如同爬山，患病如同攀登途中遭遇暴风雪，药物相当于抵御风寒的登山装备和器具，而个案管理则相当于举步维艰的登山者得到专业人士的陪伴、鼓励和支持，具体体现为：希望和信心的建立、全面而专业的评估、行动计划的商定、持续督促执行，以及遭遇挫折时的反思与调整。这种生命影响生命的力量正是精神疾病患者康复过程中迫切需要，而我们的服务体系中严重欠缺的。

    个案管理技术固然重要，但工作理念更加重要，那就是，持久的工作热情、相信患者能够康复的信念，以及个案管理员助人自助的工作态度。十几年时间，服务2000多例个案，北京大学第六医院康复团队的个案管理员都是在磨砺和感悟中成长的。开始阶段，个案管理员热情满满，与患者精心协商制订了康复计划，但执行起来并不顺利，甚至不进反退。在挫折面前，个案管理员不断调整对患者的期待、对自己的期待，在逐渐接纳的过程中，摸索自身情感投入与患者康复进展之间的平衡。同时，他们也意识到，个案管理的效果不仅需要患者和个案管理员的努力，还需要有效地发现和利用家庭和社区资源。这种千锤百炼后的心得与成熟是难以用文字表达、用技术诠释的。

国际上，个案管理被总结出多种模式，主要有以下四种：

1. 临床模式：以控制临床症状，防止疾病复发为主。

2. 康复模式：以提高患者独立生活能力，改善社会功能为主。

3. 优势模式：淡化症状和缺陷，以发现希望，寻找和利用资源为主。

4. 主动式社区治疗（assertive community treatment，ACT）模式：由一个个案管理团队每周 7 天、每天 24 小时地为居家的重症患者提供治疗和康复服务。

不同模式虽有所侧重，但也有交叉。结合北京大学第六医院的现状和我们服务的患者特点，我们逐渐把康复中心的个案管理服务定格在优势模式。理由如下：首先，不论哪一种模式，个案管理的最终目标都是帮助患者全面康复，所以，康复模式的理念与方法是渗透到个案管理的全过程中的，不必单独强调。其次，康复中心的个案都是患者自愿参加并签署了知情同意书，几乎没有急性发病期患者。即使患者在接受个案管理服务期间病情波动，也由康复中心的医生为患者提供门诊治疗。所以，临床模式并不是我们个案管理服务的主要内容。再次，主动式社区治疗模式主要是英美等西方国家为了尽可能减少患者住院、控制医疗成本而建立的，而在我国的现行服务体系中，为重症精神疾病患者提供团队式的居家医疗服务，性价比太低，风险过高，我们认为并不适用。最后，选择优势模式最主要的原因是我们对优势理念的认可，反复学习相关理论，并在个案实践中不断强化。诚然，对于职业性地挖掘症状、防范风险的精神科医护人员而言，要习惯于淡化患者的缺陷、持续用优势视角进行评估和制订康复计划，绝非易事，需要不断地自我提醒和团队督导。但是，多年下来，优势模式个案管理带来的好处显而易见——对患者，更容易发现希望，寻找资源，战胜挫折；对团队，工作态度更加积极，气氛更加和谐，减少职业倦怠；对生活，善于发现美好，保持乐观。总之，优势模式不仅帮助我们更好地服务患者，也使工作人员受益良多。

在团队管理方面，我们一直在思考：为什么发达国家的个案管理都是采用多学科团队式服务？如何最大化地发挥不同专业背景人员的技术优势，又能相互融合，产生 1 加 1 大于 2 的效果？我们的做法是：

1. 为每位个案管理员配备专家督导：个案的病种不同，需求不同，对个案管理员都是全方位的考验。督导不仅在疾病管理、风险评估、药物调整、康复推进等方面提供技术支持，还为个案管理员提供心理援助、情绪管理和职业反思。

2．多学科查房：每周1个半天，个案管理员轮流提供个案，进行现场访谈，全科人员逐一发表意见，不仅为患者的康复献计献策，也帮助个案管理员自我成长。

3．科室周会：每周对团队所有个案进行全面梳理，重点讨论。

4．业务学习：学习是充电和赋能的过程，必须成为习惯。每周1次的午餐会主题演讲、不定期的项目申报、书籍撰写、课题讨论，丰富团队成员的知识库存，点燃工作热情。

5．年终总结：每位团队成员以幻灯片演讲的方式，交流一年的工作业绩、内心感悟，情至深处常常哽咽落泪，引发共鸣。

6．丰富个案管理服务内容：除了常规的访谈、评估、康复计划制订和督促执行外，我们还开展了健康讲座、家属联谊会、出院指导以及多项团体治疗，为个案管理员提供施展自己特长的平台。

7．同伴支持：绿丝带志愿者协会为居家治疗、难以融入社会的患者提供了实现自我价值的重要途径。志愿者们自愿报名，经过岗前培训，在医院的多个岗位为其他同病相怜者提供志愿服务。他们有的已经与医院签署劳动合同，成为康复中心的工作人员。康复者的加入是个案管理团队的重要补充，为其他患者树立了榜样，建立了信心。我们也为有这样的同事感到自豪。

个案管理服务的平台必须从医院延伸到社区，才能更好地体现其全程服务的优势。北京大学第六医院与所在辖区——北京市海淀区卫生健康委员会、北京市海淀区精神卫生防治院以及海淀区各个社区卫生服务中心多年开展合作，包括个案管理员培训、个案管理督导以及相关技术的交流和讨论。具体内容本书中有更加详细的介绍。

总之，作为帮助精神疾病患者全面康复的重要方法，个案管理的实施需要有平台、有团队、有理念、有技术。这本书的内容是我们多年工作的结晶，希望以此推动精神疾病个案管理工作的广泛开展，推动同行之间在相关领域的学术交流，最终造福患者、家庭和社会。

**编　者**

# 目录

**第1章　个案管理会谈评估技术** ···································· **1**

个案管理中的访谈 ············································· 1

个案管理工作的误区 ··········································· 2

个案管理中专业关系建立的促进因素 ····························· 3

个案管理的切入点——优势评估 ································ 5

个案管理过程中的技术运用——绘制生平图 ······················ 6

家谱图在个案管理工作中的应用 ································· 10

"谁是协作伙伴"个案技术的使用 ······························· 12

量化评估在访谈中的使用 ······································· 14

如何评估案主的工作能力 ······································· 16

社区个案如何评估风险 ········································· 17

**第2章　个案管理目标计划制订技术** ······························ **18**

复元的十大元素如何促进患者复元 ······························· 18

如何帮助案主执行计划，让目标成为现实 ························· 19

如何了解和增强案主的动机 ····································· 20

制订计划的原则和技巧 ········································· 22

个体计划中如何更好地增加案主的执行力 ······················· 25

个案管理工作中成长记录本的使用 ······························· 26

**第3章　医学康复技术** ········································ **29**

如何培养患者独立管理药物的能力 ······························· 29

面对自知力不足的患者，个案管理能做什么 ······················· 30

如何与阴性症状为主的案主沟通 ······· 32

失眠的非药物治疗 ······· 33

常见的十大睡眠误区 ······· 35

服用精神科药物变胖怎么办 ······· 37

减重 APP 助力个案管理 ······· 38

精神疾病复发的识别与应对——记一次绿丝带志愿者线上活动 ······· 40

双相障碍男性患者备育需考虑哪些因素 ······· 42

精神疾病患者病情波动拒绝就医时，家属怎么办 ······· 43

高中风险精神障碍患者个案管理如何开展 ······· 45

**第 4 章 心理康复技术** ······· **48**

如何提高心理健康的免疫力 ······· 48

康复期的心态调整和自我放松训练 ······· 49

识别、监测与应对压力 ······· 50

职场压力管理 ······· 53

生活中如何减压 ······· 54

如何更好地认识压力，付诸相应的行动 ······· 56

如何控制愤怒 ······· 57

面对治疗效果不佳、丧失信心的患者，该怎么办 ······· 59

走出抑郁症的法宝之思维策略 ······· 61

康复之路起步的关键——在资源中获得支持与自信 ······· 63

孩子患病后，家属如何调整自责情绪 ······· 65

康复期，家属如何应对患者的不良情绪 ······· 66

在正念中的自我照料 ······· 68

如何化危机为机遇 ······· 68

**第 5 章 社会康复技术** ······· **71**

患者独立生活需要考虑哪些方面的技能 ······· 71

康复期患者生活懒散的原因和对策 ∙∙∙∙∙∙∙∙∙∙∙∙∙∙∙∙∙∙∙∙∙∙∙∙∙∙∙∙∙∙∙∙∙∙∙∙∙∙∙∙∙∙∙ 72

精神障碍患者作息不规律该怎么办 ∙∙∙∙∙∙∙∙∙∙∙∙∙∙∙∙∙∙∙∙∙∙∙∙∙∙∙∙∙∙∙∙∙∙∙∙∙∙∙∙∙ 74

从伦理与法律角度分析精神疾病婚前是否要告知 ∙∙∙∙∙∙∙∙∙∙∙∙∙∙∙ 75

疾病稳定后，如何面对原来的生活圈 ∙∙∙∙∙∙∙∙∙∙∙∙∙∙∙∙∙∙∙∙∙∙∙∙∙∙∙∙∙∙∙∙∙∙∙ 76

如何融入集体生活 ∙∙∙∙∙∙∙∙∙∙∙∙∙∙∙∙∙∙∙∙∙∙∙∙∙∙∙∙∙∙∙∙∙∙∙∙∙∙∙∙∙∙∙∙∙∙∙∙∙∙∙∙∙∙∙∙∙∙∙∙∙∙∙∙∙∙ 77

如何促进患者融入社会 ∙∙∙∙∙∙∙∙∙∙∙∙∙∙∙∙∙∙∙∙∙∙∙∙∙∙∙∙∙∙∙∙∙∙∙∙∙∙∙∙∙∙∙∙∙∙∙∙∙∙∙∙∙∙∙∙∙ 78

如何对精神疾病"去标签化" ∙∙∙∙∙∙∙∙∙∙∙∙∙∙∙∙∙∙∙∙∙∙∙∙∙∙∙∙∙∙∙∙∙∙∙∙∙∙∙∙∙∙∙∙∙∙∙∙∙ 80

机构康复还是社区康复，如何选择 ∙∙∙∙∙∙∙∙∙∙∙∙∙∙∙∙∙∙∙∙∙∙∙∙∙∙∙∙∙∙∙∙∙∙∙∙∙∙∙∙∙ 82

康复中家属可以提供哪些支持 ∙∙∙∙∙∙∙∙∙∙∙∙∙∙∙∙∙∙∙∙∙∙∙∙∙∙∙∙∙∙∙∙∙∙∙∙∙∙∙∙∙∙∙∙∙∙∙ 83

帮助精神分裂症患者康复，家属怎么做 ∙∙∙∙∙∙∙∙∙∙∙∙∙∙∙∙∙∙∙∙∙∙∙∙∙∙∙∙∙∙∙ 84

孩子患病后，是否要一味满足他的需求 ∙∙∙∙∙∙∙∙∙∙∙∙∙∙∙∙∙∙∙∙∙∙∙∙∙∙∙∙∙∙∙ 86

家属为何难以与患者沟通 ∙∙∙∙∙∙∙∙∙∙∙∙∙∙∙∙∙∙∙∙∙∙∙∙∙∙∙∙∙∙∙∙∙∙∙∙∙∙∙∙∙∙∙∙∙∙∙∙∙∙∙∙∙∙∙ 87

如何帮助患者收获精神成长 ∙∙∙∙∙∙∙∙∙∙∙∙∙∙∙∙∙∙∙∙∙∙∙∙∙∙∙∙∙∙∙∙∙∙∙∙∙∙∙∙∙∙∙∙∙∙∙∙∙ 88

善用支持资源 ∙∙∙∙∙∙∙∙∙∙∙∙∙∙∙∙∙∙∙∙∙∙∙∙∙∙∙∙∙∙∙∙∙∙∙∙∙∙∙∙∙∙∙∙∙∙∙∙∙∙∙∙∙∙∙∙∙∙∙∙∙∙∙∙∙∙∙∙∙∙∙∙∙∙∙ 89

**第 6 章　职业康复技术** ∙∙∙∙∙∙∙∙∙∙∙∙∙∙∙∙∙∙∙∙∙∙∙∙∙∙∙∙∙∙∙∙∙∙∙∙∙∙∙∙∙∙∙∙∙∙∙∙∙∙∙∙∙∙∙∙∙∙∙∙ **92**

如何恢复到学校生活中去 ∙∙∙∙∙∙∙∙∙∙∙∙∙∙∙∙∙∙∙∙∙∙∙∙∙∙∙∙∙∙∙∙∙∙∙∙∙∙∙∙∙∙∙∙∙∙∙∙∙∙∙∙∙∙∙ 92

精神疾病患者复学需要注意哪些事项 ∙∙∙∙∙∙∙∙∙∙∙∙∙∙∙∙∙∙∙∙∙∙∙∙∙∙∙∙∙∙∙∙∙∙∙ 93

康复期如何对待学习压力 ∙∙∙∙∙∙∙∙∙∙∙∙∙∙∙∙∙∙∙∙∙∙∙∙∙∙∙∙∙∙∙∙∙∙∙∙∙∙∙∙∙∙∙∙∙∙∙∙∙∙∙∙∙∙∙ 94

国外求学患者复学须知 ∙∙∙∙∙∙∙∙∙∙∙∙∙∙∙∙∙∙∙∙∙∙∙∙∙∙∙∙∙∙∙∙∙∙∙∙∙∙∙∙∙∙∙∙∙∙∙∙∙∙∙∙∙∙∙∙∙ 95

陪读家长的注意事项 ∙∙∙∙∙∙∙∙∙∙∙∙∙∙∙∙∙∙∙∙∙∙∙∙∙∙∙∙∙∙∙∙∙∙∙∙∙∙∙∙∙∙∙∙∙∙∙∙∙∙∙∙∙∙∙∙∙∙∙∙∙ 97

精神疾病患者在工作前需要考虑什么 ∙∙∙∙∙∙∙∙∙∙∙∙∙∙∙∙∙∙∙∙∙∙∙∙∙∙∙∙∙∙∙∙∙∙∙ 98

在工作中避免疾病复发，家属需要注意什么 ∙∙∙∙∙∙∙∙∙∙∙∙∙∙∙∙∙∙∙∙∙∙∙ 99

精神障碍患者如何面对社会工作 ∙∙∙∙∙∙∙∙∙∙∙∙∙∙∙∙∙∙∙∙∙∙∙∙∙∙∙∙∙∙∙∙∙∙∙∙∙∙∙∙∙∙ 101

病休后该如何适应复工 ∙∙∙∙∙∙∙∙∙∙∙∙∙∙∙∙∙∙∙∙∙∙∙∙∙∙∙∙∙∙∙∙∙∙∙∙∙∙∙∙∙∙∙∙∙∙∙∙∙∙∙∙∙∙∙∙∙ 103

**第 7 章　北京市海淀区社区个案督导案例** ∙∙∙∙∙∙∙∙∙∙∙∙∙∙∙∙∙∙∙∙∙∙∙ **105**

系统式督导流程介绍 ∙∙∙∙∙∙∙∙∙∙∙∙∙∙∙∙∙∙∙∙∙∙∙∙∙∙∙∙∙∙∙∙∙∙∙∙∙∙∙∙∙∙∙∙∙∙∙∙∙∙∙∙∙∙∙∙∙∙∙∙∙ 105

案例一：找不到事情做的养狗人士 ‥‥‥‥‥‥‥‥‥‥‥‥ 105

案例二：无法放手的父母 ‥‥‥‥‥‥‥‥‥‥‥‥‥‥‥‥‥ 107

案例三：面临独立生活挑战的女士 ‥‥‥‥‥‥‥‥‥‥‥‥ 109

案例四："完美"康复者的未来计划 ‥‥‥‥‥‥‥‥‥‥‥‥ 110

案例五：如何寻找工作目标 ‥‥‥‥‥‥‥‥‥‥‥‥‥‥‥ 112

案例六：被动的案主和失落的管理员 ‥‥‥‥‥‥‥‥‥‥‥ 114

案例七：案主约我去逛街 ‥‥‥‥‥‥‥‥‥‥‥‥‥‥‥‥ 116

案例八：失落的"兴趣" ‥‥‥‥‥‥‥‥‥‥‥‥‥‥‥‥‥ 117

案例九："恋爱"是良药吗？ ‥‥‥‥‥‥‥‥‥‥‥‥‥‥‥ 120

小结 ‥‥‥‥‥‥‥‥‥‥‥‥‥‥‥‥‥‥‥‥‥‥‥‥‥‥ 122

第8章　北京市海淀区社区个案实录 ‥‥‥‥‥‥‥‥‥‥‥ 123

案例一：携手共进　合作共赢 ‥‥‥‥‥‥‥‥‥‥‥‥‥‥ 123

案例二：重见微笑 ‥‥‥‥‥‥‥‥‥‥‥‥‥‥‥‥‥‥‥‥ 125

案例三：积极面对疑心的"他" ‥‥‥‥‥‥‥‥‥‥‥‥‥‥ 126

案例四：成长的印迹 ‥‥‥‥‥‥‥‥‥‥‥‥‥‥‥‥‥‥‥ 129

案例五：长情的陪伴 ‥‥‥‥‥‥‥‥‥‥‥‥‥‥‥‥‥‥‥ 130

案例六：从关注一个人到关注一个家 ‥‥‥‥‥‥‥‥‥‥‥ 132

案例七：走进社区康复的大门 ‥‥‥‥‥‥‥‥‥‥‥‥‥‥ 133

案例八：面对丧失与哀伤，个案管理小组来帮忙 ‥‥‥‥‥ 135

参考文献 ‥‥‥‥‥‥‥‥‥‥‥‥‥‥‥‥‥‥‥‥‥‥‥‥ 136

# 第1章　个案管理会谈评估技术

## 个案管理中的访谈

王天姿

有意愿参加个案管理的患者和家属大致有两种类型。一种是跳出疾病的范畴，从"全人"的角度来审视患者，让患者更好地生活，恢复社会功能，从此走在康复的路上。而另一种，只看到原来"聊天"的层面，对具体内容是不了解的。所以对于没有尝试过或者初次尝试进入个案管理的人来说，确实容易只看到"聊天"的部分。那么，如何区分专业的访谈服务和普通人聚在一起的"聊天"呢？

这里的"聊天"，在工作中被称为"访谈"。接触一个患者，需要先了解他，分"八大领域"来进行信息的采集与评估，这一过程需要通过访谈这个手段来实现。而"八大领域"包含了生活的各个方面，不光有症状这一精神领域方面，还有躯体健康、日常生活、社会关系、工作学习、财务管理、居住和家庭关系领域的内容。在几次访谈中，会逐步完善患者信息，在其中发掘患者的优势和真正需求，利用"优势视角"引导患者制订个体服务计划，在复评中督促执行，定期跟进和评估患者情况。这种"聊天"中，会时时思考着如何能够更好地帮助患者，让患者感受到耐心的倾听、友好的互动以及专业的陪伴。

还有一些以患者需求为主的专业引导，例如"资源链接"，通过评估患者和家庭的情况，把辅助资源、院内资源和社区资源介绍给患者和家庭，为康复助一臂之力。

有时，患者在指导下生活上会发生一些好的变化，毋庸置疑这是患者自身的潜力与努力所致，但也与访谈中的支持以及背后的督导医生、多学科团队的参与是分不开的。有时患者康复的进程很慢，改善得不明显，通过患者的反馈，还是能感受到一些患者思考问题方式的变化、情感反应的变化、家庭关系的变化，过程中还会帮助患者发现一些疾病复发的早期预警信号，引导患者及时与门诊医生沟通，调整治疗方案。

个案管理的技术还有很多，这些技术会渗透在访谈中，成为患者康复道路上无形的"拐杖"，而个案管理的康复效果却是因人而异的，影响因素有很多，包括患者是否有康复的愿望、专业关系是否很好地建立、患者在访谈中的投入程度等。只要相信，愿意去尝试，愿意去坚持，在患者、家属的共同努力下，会找到适合患者的康复方向。

所以，个案管理，不只是聊天。

# 个案管理工作的误区

徐建芳

这篇短文记录了一名个案管理员在工作中对"个案管理"工作的误解、苦恼及感悟。

**误区一：个案工作和"聊天"差不多。**

具体请看上文。

**误区二：只要有足够的会谈技巧，案主参加服务的依从性就会提高。**

这种认识忽略了与案主之间关系的建立。殊不知，关系的建立才是开展有效工作的基础。技术是让位于真诚的。

**误区三："我帮不了他"。**

这个信念源于个案故事背后的残酷现实问题。比如强阳性家族史，疾病本身的高复发率，药物带来的不良反应，社会对疾病的歧视误解给案主在学习、就业、婚恋方面带来的一系列阻碍，案主悲惨且无法弥补的个人成长经历，捉襟见肘的家庭经济状况，康复效果不尽如人意……都曾让个案管理员体验到无奈、无力、无用。个案管理员做得再好，也解决不了案主的现实问题，解决不了他的现实问题，他就依然很痛苦，所以"我帮不了他"。在很长一段时间里，个案管理员感到很挫败，感觉自己在做一项很没有意义的事。直到一个案主哭着讲述完他从小到大受欺负的经历后说："徐老师，这些我从没对我的父母讲过，和您说完后我心里舒服多了。"这时个案管理员明白了有时候案主不需要其他帮助，只需要有一个耐心、共情的倾听者，能顺畅地倾诉内心的苦恼。倾诉本身就有宣泄和治疗的作用。再比如说，许多案主的苦恼就是从小到大跟别人交往受到伤害，个案管理员与他建立了关系，互动时出言审慎，案主获得一个全新的体验——居然和一个陌生人和睦相处了一个小时而没感到任何伤害！这本身对案主来说就是帮助了。所以个案管理员要给自己一个合理定位，降低对自己、对他人的期望值。因为挫败感正是来源于不恰当的期望值，做自己能做的，并抱有"一个人能变好"的信念。

**误区四：收集资料是在"打探别人隐私"，尤其是在收集家庭方面的信息时。**

"别人的隐私，别人不主动说，不要瞎打听"一直是我的原则，因此这方面的工作是我特别不愿触碰的。但没有丰富的资料，给我的感觉是：案主永远是扮演"病人"角色的人，而不是活生生、有血有肉的人。尽可能多地收集资料才能对案主有整体的了解，去发现他的资源和优势，并利用起来去帮助他。

**误区五：寻求快速解决之道。**

家属殷切的希望、个案管理员自己价值感的满足都会促使犯这样的错误，想要急于求成，觉得自己必须要提供快速有效的方案让案主和案主的需求得到满足、问题得到解决，却忽略了康复可能要耗费相当长的时间甚至是毕生的功课。

**误区六：认知需要调整。**

在个案工作中，个案管理员常会按照书本理论去发现案主的"不合理"认知并进行纠正和调整，却从没和案主讨论过这些"不合理"认知对于他本人来讲带来过哪些好处和坏处。认知是一个探讨的过程，而不是纠正。首先接纳案主的观点，再表达个案管理员的观点，通过个案管理员的反馈让对方感受到"哦，原来还可以这么想！"

借此，也给大家分享康复中心多学科查房时老师们说过的"金句"。

1．（承诺）不兑现也不重要，表态很重要。

2．（对待任务）从"完成"逐渐过渡到"完美"。

3．每个人都有问题，但这并不代表在哪方面表现得都不好。病或非病，不管在什么领域都有能做好的地方。

4．脱轨的列车回到正轨后，按原来轨迹行驶，慢一点才能安全。如果不能接受这一点，反而会走得更慢。如同骨折后的人非要马上去跑步，这样只会给身体带来更大的伤害。心态平和了，自己尽力了，反而会好。

5．不一定要那么优秀，但要做个健康人。

6．每个人都有一个自己喜欢的状态，内心舒适，找一个自己相对合适的活法。

7．就算是"聊天"，也要让双方在过程中聊得舒服。


# 个案管理中专业关系建立的促进因素

李静静


专业关系建立是有效开展个案管理的基础。如接案时关系没有建立好，案主很有可能不会再来，便谈不上后续的陪伴与治疗。然而专业关系建立的好坏并不仅仅取决于接案之初，必须自始至终贯彻于整个个案管理工作过程中，否则就会影响工作的开展与效果。在把握、维持、发展专业关系中，个案管理员始终处于主导的地位，因此建立良好的专业关系的主要职责在个案管理员。

通过参考书籍和总结个案管理工作经验，总结专业关系建立的相关促进因素如下。

**1. 积极倾听**

专注地倾听案主的每一句话，用心去感受案主的诉求和情感。不随意打断，给予足够的时间。在倾听中显示个案管理员的关怀和善意，为案主营造一个安全温暖的倾诉环境。

**2. 尊重、理解与接纳**

理解案主的经历与情感。要有同理心，学会换位思考，不否认、不批判，无条件接纳。与案主谈话时不争辩，他（她）觉得就是他（她）觉得，和案主的症状"在一起"。如与妄想患者争辩，不仅无果，还会破坏关系。相反如果不争辩，和案主的症状"在一起"，并学会很好地"利用"，不但能与案主建立很好的关系，有时还能起到治疗作用。有一个著名的"小蘑菇"的故事正好说明了这一点。

有一个精神病患者，认为自己是一个蘑菇，于是他每天都撑着一把伞蹲在房间的墙角里，不吃也不喝，像一个真正的蘑菇一样。

心理医生想了一个办法。有一天，心理医生也撑了一把伞，蹲坐在了患者的旁边。患者很奇怪地问："你是谁呀？"医生回答："我也是一个蘑菇呀。"患者点点头，继续做他的蘑菇。

过了一会儿，医生站了起来，在房间里走来走去，患者就问他："你不是蘑菇吗，怎么可以走来走去？"医生回答说："蘑菇当然也可以走来走去啦！"患者觉得有道理，就也站起来走走。又过了一会儿，医生拿出一个汉堡包开始吃，患者又问："咦，你不是蘑菇吗，怎么可以吃东西？"医生理直气壮地回答："蘑菇当然也可以吃东西呀！"患者觉得很对，于是也开始吃东西。

几个星期以后，这个精神病患者就能像正常人一样生活了，虽然他还觉得自己是一个蘑菇。

记得工作之初，遇到有位案主病情复发，声称胃不好而不吃饭，实际上案主是认为母亲往自己饭里下毒。后来这位案主住院了，我和我的督导医生去病房看望，我的督导并没有直接问及症状，而是关心地问："你的胃好点儿了吗？"案主平日话并不多，但那日出奇地与督导多聊了几句。

**3. 关注案主的优势**

案主的优势包括环境优势、兴趣、愿望与目标、特长、经历、经验、个人性格与素质、社区资源等。比如案主家附近有超市，可以帮助案主学习购物，这是环境优势。案主喜欢小动物，可以引导其养小动物来培养责任心。案主想当作家，一定不要打击他，可以帮助其将大的目标落地，比如先尝试在写作网站上发表一些文章，看看读者的反馈。曾有一位案主在网站上发表文章后还得了奖，虽然奖品只是一个U盘，但也是对案主的肯定。案主信仰基督教，可以鼓励其到教会做义工，鼓励其与外界交流。如果案主所在街道有温馨家园活动，可以鼓励其去参加活动，帮助其调整生物钟，规律生活。个案管理服务中有一位案主就是通过参加温馨家园活动，将每天中午才起床的作息调整到早上七八点钟起床的。总之，只要带着关注优势的眼光，那么案主的一切特点都是可以利用的资源。

#### 4. 帮助案主建立希望和信心

及时鼓励案主，哪怕是微小的进步。鼓励要发自内心，要真诚。使案主的经验正常化，让他（她）知道其他人也有类似的经验，可以借助同伴中榜样的力量，让其看到康复的希望。

#### 5. 帮助案主树立生活目标

协助案主朝向他（她）们认为重要的目标。支持案主的决定和愿望，接受并协助其达成目标，而不是轻视（即使是婉转地）案主的选择。协助案主将目标细分为可行的步骤。整个过程中，个案管理员要显示对案主目标的热忱，要相信其能够达成。

#### 6. 陪伴案主达成目标

过程中，要常常对案主说"我对你有信心"和"我会陪着你"。与案主和案主的家庭一起庆祝案主已经完成的事、成功的事，哪怕是特别微小的。同时也要接受案主的"失败"，即使不能达成既定目标，也要称赞他的努力。

#### 7. 为案主协调和寻找各种资源

充分使用社区资源，鼓励案主参加各种相关的活动。了解相关政策，为案主争取一切可能的优惠政策。协调案主和家属参加医院内的各种知识讲座、联谊会、互助会等。相信案主在参加各种学习和活动中，认知和行为也在慢慢改变。

# 个案管理的切入点——优势评估

徐建芳

在以往，医院的工作人员、康复者自身或者家属关注较多的常常是康复者所面临的问题和困难，而个案管理中的优势视角关注的焦点是康复者个人及其所在环境中的优势和资源，而非问题和症状。改变的重要资源来自康复者的优势，当优势成为讨论康复者生活的起点时，生活将以新的面貌呈现出来。那么如何帮助康复者发现自身优势？哪些方面又可以称为优势呢？

"优势"一词在现代汉语词典中被解释为"能压倒对方的有利形势"。在这个解释中，"对方"是指阻碍康复的一切因素。Saleebey（2004）认为，几乎所有的事情在某种特定条件下都可被视为一种优势，包括环境优势、兴趣爱好、愿望、技能和天赋、个人素质——

康复者小 D，今年 25 岁，女性，北京人，大学本科，未婚。大学三年级时确诊"精神分裂症"，曾在安定医院门诊、住院治疗，给予奥氮平维持治疗。由于 2 个月前的一次复发经历，初入个案时案主（当康复者接受我们的康复服务时，即成为"案主"）对自己的职业前途非常悲观，觉得自己一无是处。个案管理员利用"优势评估表"引导案主，并与案主一同从不同领域、不同时间点多维度探索案主身上的优势和资源，激发案主看到自己的优点和思考自己想要的是什么。经了解，案主与父母同住海淀区某成熟社区内，交通便利，教育机构较多，家庭经济条件可，父母均为物理老师，案主本人对物理也十分感兴趣。案主在大三首次发病时得到了系统的药物治疗，服药后病情得到控制，案主克服药物所带来的躯体不适坚持完成了大学学业，并学习了有关心理学方面的知识。目前案主无精神病性症状，自己服药，体型偏胖，日常生活中能做简单的饭菜，喜欢购物，爱打扮，常在微信上与人聊天。由于案主目前赋闲在家，父母会每月给她 1000 元零花。在谈及案主的愿望时，案主表示希望能找到一份工作，希望手头有更多的钱，来体现自身的价值。

从上述信息中可以看出，案主具备以下优势：所处的社区环境好，良好的家庭支持系统，自身对物理学科的喜爱，生病后对学业仍坚持不懈的品质，良好的语言表达能力，对工作及收入的渴望，乃至一贯被谈之色变的复发经历。这些都是案主可以加以链接、利用的宝贵"资源"。有了这些，案主与个案管理员共同协商，制订了目标和可实行的计划。通过案主本人的努力执行，充分利用社区资源，学有所用，发挥特长，最终找到一份家教的工作，达到自己最初的愿望。

总之，个案管理中的优势评估致力于捕捉和澄清案主在其复元之旅中所具有的素质、天赋、资源和志向，是个案管理工作的切入点。


# 个案管理过程中的技术运用——绘制生平图

曹珺然  韩冬影

在对案主进行个案管理工作的过程中，个案管理员一般会运用多种专业技术，帮助案主自我梳理、更好地找到"症结"、明确个案管理的目标，从而"对症下药"，有的放矢地挖掘他的潜能，提升生活质量。生平图就是诸多个案管理技巧中的一种，是指在个案访谈的过程中，案主在个案管理员的引导与陪伴下勾勒和完善自己的生命轨迹、回顾自己的生命历程，从而为进一步的介入和管理提供基础和方向。本次从生平图的理论基础、以小 A 为例的生平图绘制过程和生平图的意义与价值这三方面具体展开。

**1. 生平图的理论基础——生命历程理论**

生平图的绘制过程是个案管理员引导和陪伴案主回顾自己生命历程的过程，其背后的理论基础起源于芝加哥学派的生命历程理论，其基本原理大致可以概括为四个方面。

（1）"一定时空中的生活"原理

个体在哪一年出生（出生组效应），属于哪一同龄群体，以及在什么地方出生（地理效应），基本上将人与某种历史力量联系起来。

（2）"相互联系的生活"原理

人总是生活在由亲戚和朋友所构成的社会关系之中。个人正是通过一定的社会关系，才被整合入特定的群体。每代人注定要受到在别人的生命历程中所发生的生活事件的巨大影响。

（3）"生活的时间性"原理

生活的时间性指的是在生命历程中变迁所发生的社会性时间（social timing），还指个体与个体之间生命历程的协调发展。这一原理认为，某一生活事件发生的时间甚至比事件本身更具意义，强调了人与环境的匹配。

（4）"个人能动性"原理

人总是在一定社会建制之中有计划、有选择地推进自己的生命历程。即使在有约束的环境下，个体仍具有主动性。人在社会中所做出的选择除了受到社会情景的影响外，还受到个人经历和个人性格特征的影响。

生命历程理论的基本分析范式，是将个体的生命历程理解为一个由多个生命事件构成的序列。比如，一个人一生中会经历入学、就业、生育、退休等生命事件，这些生命事件按一定顺序排列起来，就构成了一个人的生命历程。生命事件发生的轨迹，亦即先后次序，以及生命事件之间的过渡关系，是生命历程理论研究的基本主题。生命历程理论之所以确定这么一个研究主题，是因为：第一，同样一组生命事件，如果排列顺序不同，对人生的影响也会大不相同。比如，有这样一组生命事件：①上学；②丧父；③就业。如果按①③②的顺序排列，就意味着一个人毕业参加工作后才遭遇了丧父之痛，丧父这一事件对此人人生的影响是比较有限的，因为他已经有了自己的收入，能够自立了。相反，如果是按②①③的顺序排列，就意味着一个人还没有开始学业之前就丧失了父亲。早年丧父，显然会直接影响到他一生的成长。第二，生命事件之间是相互有影响的，这使得研究事件之间的过渡关系显得非常重要。在上面这个例子中，上学、丧父、就业这三个事件显然是相互影响的，我们只有在明白了这三个事件之间的过渡关系后，才能真正了解它们对个体社会化过程的影响。

**2. 生平图的绘制——以小 A 为例**

（1）小 A 的基本情况

小 A 自小体弱多病,学习比较吃力,跟班就读。高考复读一次,后去外地上三本,适应环境很差。大学期间自诉一直水土不服,身体不适,一直在看病。上班之后反复因诸多躯体不适就诊,均未查出特别严重的问题,综合医院建议来我院就诊。

父母均退休在家,家里主要由父亲操持,母亲做事比较慢。目前家人对案主显得无奈,称跟其说任何现实的问题都没有用,只希望她能够身体好,快乐地生活。

案主现在晚上 11 点左右睡觉,白天基本十一二点起床,起来之后简单收拾,等着吃午饭,家里的午饭时间基本为下午两三点,之后看看电视或者做些其他的事情。案主每天出家门一次,去附近的商场、广场转转。案主特别容易受他人的干扰,做不到兼顾完成两件事情,有时候收拾完、准备要出门已经到了晚上 9 点。案主有找工作的打算,但自己"身体不喜欢"的工作绝对不干。因为她认为之前的工作不够悠闲,身体很受伤害。上班导致体力太差,生病越来越多,脑子不够用。她希望做没有约束的工作,如不用长期在岗,不能离家太远。

(2)生平图的绘制

个案管理员与案主接触了 10 余次,案主自述当前的状况得到了改善和提高,但个案管理员在这方面的感受并不突出,案主依然只关注自己,不希望受到任何限制、约束,希望别人改变。生平图技术在这个案例中进行运用,可以从不同阶段梳理,从而帮助个案管理员从案主既往的经历中找到进一步调整和干预的方向。

案主在什么样的情况下出生的?那时候计划生育比较严格,家里有一个姐姐为什么还能生案主?出生时是什么样的环境?跟现在比变化大吗?父母后来为什么会下海做生意?案主和姐姐是由谁带大的?家里的老人有没有帮忙照顾?为什么姐妹二人都和父亲关系比较近?成长过程中母亲又是扮演着怎样的角色?

小学之前有什么让小 A 印象深刻的事情或者画面?也可以引导她说一说大人们或者亲友讲述的关于自己小时候的事情以及她自己的情绪感受。案主有没有上过幼儿园?如果没有上是为什么,这段时间和谁在一起,干什么?和不上幼儿园的孩子相比,她自己觉得有什么不同?生平图一方面是针对个人生命历程的纵向回顾,另一方面也是横向的比较。比如 100 个孩子里,案主相对比较特殊,那其他 99 个孩子在干什么?如果案主比较特殊,那又特殊在哪儿?这特殊的经历对案主人生轨迹有哪些影响?等等。

进入小学阶段,有什么让小 A 印象比较深刻的事情?在学校有没有关系比较好的朋友?和老师的关系怎样?放学回家后一般会做些什么?与父母的关系是什么样的?父母的关系又如何?姐姐在案主的成长过程中扮演着怎样的角色,留下了怎样的印象?针对案主做事情比较慢,不能很好地处理很多事情的情况,可以问问在此阶段案主是否可以应付学业,是否感到吃力。针对案主非常重视健康,并且总是感冒生病的情况,可以问问这一阶段身体状况怎样,是否容易生病,印象中最严重的生病是什么，等等。

接着，就是中学阶段，包括初中和高中阶段。可以从了解小 A 是如何进入初中和高中问起。是考进去的，还是按片区入学的呢？不同的入学情况给当时的案主带来怎样的影响？这一阶段也可以从与同学、老师、父母、姐姐的关系，父母之间的关系，能否应对课业任务以及身体状况这几个方面进行展开。

进入了大学阶段。从小 A 的叙述中可知，她很晚起床等情况主要是从大学时开始，那么除了上面小学、中学阶段所问的方面，这也是一个值得探讨的话题。周围同学的表现是什么样的？是否也睡懒觉？如果也有，和自己有什么区别？如果没有，那么这种区别是什么原因造成的？

大学毕业进入工作单位后，可以聊聊进入职场对于小 A 而言有什么意义，或者有着怎样的情绪体验。自开始工作以后，有印象比较深刻的事情吗？让自己生气或者不开心的事情有什么？又有什么事让自己开心？在单位与同事相处得怎么样？与领导的关系如何？在这期间与家人的互动有什么变化吗？父母对于自己的期待或者要求有什么变化吗？等等。

对于年龄比较大、人生历程比较多的案主，个案管理员还可以继续按照时间的脉络绘制案主进入婚姻、有了孩子、退休之后步入老年这些阶段的生命事件和情绪感受。

**3. 在个案管理中绘制生平图的意义**

（1）有利于了解案主的成长背景和情绪体验

生平图的绘制过程不仅仅局限于对里程碑事件的了解，个案管理员应更多地关注案主当时的情感体验是什么，在有需要并且可能的情况下，可以做一些认知行为治疗。比如说案主对一些事件有负性的认知（如有很强烈的抱怨、憎恨等体验）时，尝试用优势的视角，调整他（她）的看法。同时又要注意调整的技巧，不能是生硬的劝说，而应是尝试进入那个情景，然后向案主做一些认知的输入，贴着案主的情和欲，像水和沙一样穿过心灵的间隙，用个案管理员的气场和心理能量来给予案主积极正面的认知体验。

（2）有利于帮助案主发现自身优势

可能案主现在已经遗忘了自己曾经喜欢什么、自己曾经在哪些方面表现得非常优秀。通过生平图的回顾和绘制，可以更好地帮助案主调动资源，重新认识自己、调整自己的生活。

（3）有利于案主和个案管理员之间更好地建立专业关系

当个案管理员对自己的背景信息非常了解时，案主会比较容易产生信任心理，有利于建立更好的专业关系，便于进一步个案工作的开展。这也是个案转介之后，案主会对新的个案管理员产生复杂情绪的原因之一。个案管理员与案主之间良好关系的建立是达成目标、提高成效的基础。

# 家谱图在个案管理工作中的应用

李静静

　　个案管理是一名个案管理员或一个多学科团队负责为若干精神疾病患者提供全程服务。具体的服务内容是：全面评估患者的需求，发现优势，制订切实可行的个体服务计划，提供和协调服务。

　　在个案管理工作过程中，首先要了解案主全方面的信息，其中家庭信息是要了解的关键部分。在了解家庭信息时常常会使用家谱图作为工具。

**1．为什么要使用家谱图**

　　（1）人的系统是复杂的，每个系统都是由许多故事组成的。在探究家庭相关问题时，面对巨大的信息量，理解能力很快达到极限，需要一个像鸟的眼睛一样的简单工具能对这个巨大的信息量做一个快速的概览。

　　（2）有助于远距离理解案主，避免过多卷入。

　　（3）可节省时间。

**2．绘制家谱图的注意事项**

　　家谱图是家庭关系的图示。在此使用麦戈德里克和格尔森在1990年介绍的描述方法。

　　（1）家庭中的不同代际是从高到低排列的，这样有利于快速弄清隶属关系。三代人同时出现在这样的家谱图中。

　　（2）往往只画伯叔舅姑姨等有血缘关系的亲戚，或者打算被引入到干预系统内的人。这样有利于降低复杂性，否则，家谱图就会显得庞杂不清。

　　（3）"还有谁？"很重要。有时，宠物也很重要。

　　（4）一般情况下，所有人的姓名、年龄、出生日期、死亡日期都要用符号记下。有些人的名字寄托了家人的期望。

　　（5）每个人的情况还包括职业、个性特点、症状、疾病、特殊的残障和其他的信息等。

**3．家谱图的绘制方法**

　　从纸的底端，按家庭成员辈分等级开始。成员年龄由高到低排列，年龄大的在左边，年龄小的在右边。按照同样的方式，把与父亲有血缘关系的孩子放在左边，把与母亲有血缘关系的孩子放在右边。图1-1是一些符号代表的信息。

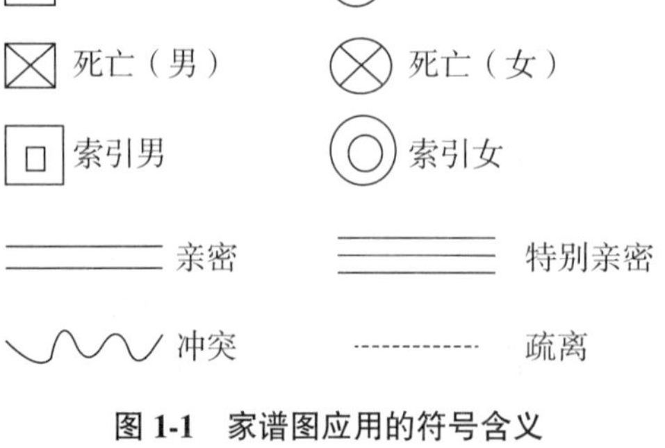

□ 男性　　　○ 女性
⊠ 死亡（男）　　⊗ 死亡（女）
▣ 索引男　　　◎ 索引女
═══ 亲密　　　════ 特别亲密
〰〰 冲突　　　----- 疏离

**图1-1　家谱图应用的符号含义**

#### 4. 家谱图示例及分析

图 1-2 是参加个案管理服务的一位案主的家谱图（草图，尚有部分信息未完善），通过画家谱图可以看到以下信息。

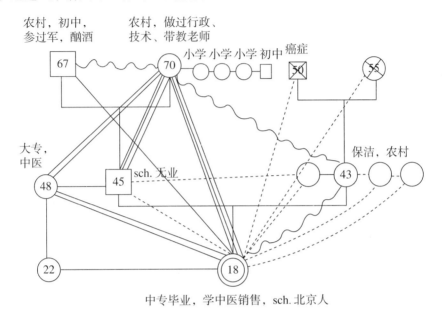

**图 1-2　家谱图示例**

（1）案主家庭成员的情况

包括年龄、学历、职业、有无重大疾病等。在这张图中可以了解到案主是一位 18 岁的女孩，北京人，精神分裂症患者，中专毕业，学的中医销售。父亲也是精神分裂症患者，没有工作，母亲学历不高，做保洁工作。案主的爷爷奶奶还健在，都是农村人。爷爷是独子，参过军，做过厂长，酗酒。奶奶是家中长女，中专学历，是兄弟姐妹中学历最高的。做过行政、技工和带教老师。有一个姑姑，离婚带一女。案主的姥爷姥姥均已去世，有三个姨。

（2）家庭成员之间的关系

包括亲密、特别亲密、疏离、冲突。图中可以看到，案主与奶奶的关系是最紧密的，与姑姑关系很紧密，与爷爷的关系一般紧密，与父亲母亲和姥姥家的亲戚关系都是疏离的。案主解释后才知道，原来案主的父亲是精神分裂症，也是十几岁发病，生病后奶奶经人介绍在河南农村给父亲娶了亲。与案主的多次访谈中母亲从未出现过，案主说母亲智力有些问题，总无故发脾气，具体不详。案主从未去过姥姥家，案主的母亲也很少回去，与家里的亲戚关系比较疏离。因为案主父母是这样的情况，所以案主自小由爷爷奶奶带大。案主爷爷性格急躁，酗酒。案主奶奶比较精明，家里大大小小的事都由奶奶料理，姑姑的孩子也是奶奶看大的，现在姑姑也在奶奶家住。案主奶奶对自己的儿女和孙儿们承担着很重要的照顾责任。奶奶家离案主父母家很近，父母家的水电费都由奶奶交。

（3）家庭关系中一些特殊关系或不平衡

从图中可以看出，在案主的家庭中奶奶是个关键人物，她与很多家庭成员都存在很紧密的关系。而案主核心家庭关系是疏离的。案主与姥姥家的关系也是疏离的或者几乎没有。在访谈中，案主曾有一次抱怨妈妈没有尽到做母亲的职责。而自小奶奶极其娇惯案主，现在案主的事多由奶奶拿主意，包括读中专的专业也是奶奶选的，这样导致了案主没有主见的性格。

（4）案主家庭中的资源

从图中可以看到，案主父亲是多年的精神分裂症患者，而且目前病情稳定，这说明家庭已经有了多年与精神疾病共处的经验，对于疾病知识、药物、就医、防复发、如何与患者相处等都有了很多经验，所以案主刚刚发病，家属就第一时间带案主来我院就诊，避免了很多弯路。也正因为这样，案主病情恢复得很不错，能坚持把中专读完，目前正在实习。同时还看到案主姑姑也是从事中医有关工作的，所以姑姑帮案主联系了实习单位，可能对将来案主找工作也会有帮助。此外案主与姑姑家的姐姐关系还可以，这也是案主的一个朋辈资源。

（5）家庭中蕴含的潜在问题

图中看到案主奶奶在家庭中的重要性，可以说案主、案主父母、姑姑一家都是奶奶在照顾。今年案主父亲血糖高住院也是奶奶联系的。奶奶今年已经70岁，今后如果奶奶不在了，那案主与案主父亲的就医、服药问题，家庭的生活问题，案主与核心家庭的关系问题就会变得尤为重要。这是一个潜在的问题，所以也是个案工作中需要和案主及家庭一起探讨的。

家谱图是个案管理员与案主和家属一起画的。这个过程不仅仅是在画图，获取信息，同时还会使用倾听、澄清、共情等技术。所以家谱图在获得家庭成员信息、了解家庭关系、获取家庭资源和发现潜在问题的同时，也是一个与案主及家属建立关系的过程。


# "谁是协作伙伴"个案技术的使用

王天姿


图1-3代表患者和患者身边的人（或资源），引导患者用这张图来思考谁可以帮助自己达到或者保持"最佳健康"的状态。

"ME"代表患者本人。在周围的圆圈中，患者可以写出生活中身边的人或资源的名称。在患者和圆心最近的圆圈中写下生活中与患者最为密切相关的名字，他们可能是家人或者亲密的朋友；在向外一层的圆圈中写下或许没有那么频繁见面但是对患者来说依旧很重要的人的名字；接下来，在更外一圈写下与患者偶尔见面但是依旧在生活中扮演角色的人的名字。

注意事项：这些圆圈并不是完全地表示患者周围人的重要性，而是显示患者如何以自己为中心，排列身边的人。另外可以在圆圈中写下对自己重要的宠物、运动和爱好

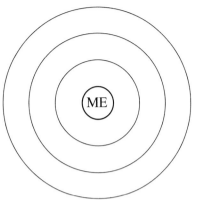

图 1-3　协作伙伴资源图

等，也可以是服务患者的医疗或其他机构中的工作人员。对于每个人物或者事物名称，要写下患者与他们的关系，并引导患者说明他们提供何种支持（物质经济上、情感上等）以及支持的频率。

R 关系（Relation）　表示与患者的关系。如 R 父亲、R 同学。

S 支持（Support）　表示给患者支持的方面。如 S 物质金钱、S 情感陪伴、S 倾听。

F 频率（Frequency）　表示支持的频率。如 F 半年、F 每天。

那么这个图应该如何使用呢？

如图 1-4，患者小 A 展示的人物中，爸爸、妈妈、大姐排在了核心圈位置。姥姥家的亲戚、高中的同学和两个朋友排在第二圈。康复机构的老师，奶奶家的其他人，健身运动和自己喜欢的潮牌衣服放在了最外圈。在交流的过程中，发现患者在核心家庭中，和自己生活在一起的人，接触频率是全年每天都在一起，而且有来自家庭的情感支持，也有来自家人基本的经济支持。第二圈和最外圈的人物或事物，也提供了相应的情感支持，这里包括患者的一些兴趣爱好。这样的展示能够形象直观地看到患者的周围资源和优势，能够在患者经历一些压力情境或者发现一些早期预警信号后，将这些成员作为患者的协作伙伴，促进协商，找到让患者信任的家人资源，帮助患者关注情绪状态，预防复发。落实好协作伙伴，并与患者商量协作伙伴的职责以及应急预案。

如图 1-5，在患者小 B 展示的图中，患者把自己的宠物放在了核心圈，而陪伴自己的父母却放在了最外圈。父母很是着急和惊讶，认为平时对患者付出不少，却没能走进患者的内心。可见，患者的家庭互动交流是欠缺沟通的，患者没有感受到父母的支持，或者说这种支持没有被患者认可，方式上欠妥当。这样能从另一个角度看到患者目前的资源和支持系统，也能直观了解患者目前的感受，后期还能帮助引导患者看到周围的资源，找到能够帮助自己的"协作伙伴"。

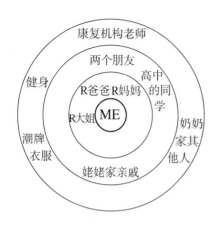

**图 1-4  协作伙伴资源图（小 A）**

例：R 爸爸　S 经济、情感　F 每天
　　R 两个朋友　S 情感　F 每月

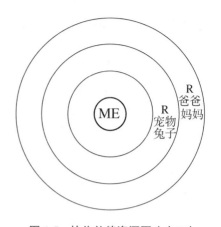

**图 1-5  协作伙伴资源图（小 B）**

例：R 宠物兔子　S 娱乐、情感　F 每天

在以上说明如何使用"谁是协作伙伴"的举例中，不同的人会有不同的结果，体现的功能也是不尽相同。这个小工具作为个案访谈中的一种方法，发挥其功能，能够在个案访谈进展困难时通过新的视角捕捉患者的感受，帮助那些交流被动的患者进行表达，也能直观形象地看到患者目前的资源，启发患者思考谁是自己的协作伙伴、如何获得周围环境的支持。

# 量化评估在访谈中的使用

王天姿

在工作中，患者如果能够清晰明确地表达自己的需求和来访目的，对建立康复目标、落实康复计划会有很好的帮助。但是很多时候患者因为疾病损害无法清晰地描述诉求，如有些患者长期封闭在家丧失改善的愿望和动力，也有些患者因为情绪低落对未来无望，不能正常安排生活……这样的情况下，如果能够借助一些量化的评估，则可以帮助理解患者的现状。比如让患者对生活满意度进行打分，完全满意是 10 分，患者会给自己打多少分，不满意的分数还差在哪里。这样可以帮助患者梳理自己的优势和不足，清晰地看到自己内心的愿望。

下面以工作与社会适应量表（表 1-1）为例，介绍多维度的量化评估对访谈顺利进行的帮助。

如表 1-1 所示，表格的横向是 9 个分数，0 ~ 8 分，量化成疾病带来的损害程度，0 分是完全无损害，8 分是最大损害。纵向是把生活的各领域分成 5 个方面，包含工作能力、家庭管理能力、社会休闲活动能力、个人休闲活动能力、与他人建立亲密关系的能力。

表 1-1　工作与社会适应量表

| 1. 因为我的健康问题，我的工作能力受到了损害 | 0 1 2 3 4 5 6 7 8 |
| 2. 因为我的健康问题，我的家庭管理能力（清洁、购物、做饭、照顾家庭和孩子、付款等）受到了损害 | 0 1 2 3 4 5 6 7 8 |
| 3. 因为我的健康问题，我的社会休闲活动能力（和其他人，比如，聚会、远足、约会、家庭娱乐）受到了损害 | 0 1 2 3 4 5 6 7 8 |
| 4. 因为我的健康问题，我的个人休闲活动能力（独自完成，比如阅读、园艺、搜集、缝纫、散步）受到了损害 | 0 1 2 3 4 5 6 7 8 |
| 5. 因为我的健康问题，我与他人（包括那些与我生活在一起的人）建立和维护亲密关系的能力受到了损害 | 0 1 2 3 4 5 6 7 8 |

下面有三个例子，演示如何具体运用。

实用案例一：患者小张表达自己的需求是想回到工作中，恢复社会就业，关于此目标的具体困难却不能说清楚。在随后的评估过程中发现，他的打分情况是工作能力损害为 2 分，社会休闲活动能力损害为 7 分，其他的能力损害为 1 分。以此为参考，深入访谈，发现患者不能去工作的原因更多来自人际关系。生病后患者在与人交往中极度不自信，很难融入环境，排斥集体活动。患者能够更清晰地察觉自己的压力来源，从而确定自己需要调整的方向。

实用案例二：患者小李发病之前在学校与同学关系很差，经常发生口角和冲突，后因幻觉妄想状态严重住院治疗。康复期探讨需求时，小李感觉自己状态恢复正常，就是不想去上学。在随后的评估中，1～4 题小李给自己全是 0 分，只有与他人建立亲密关系方面是 8 分。可见在患者内心深处，发病前后与同学相处不愉快的经历给患者造成很大的影响。如果没有量化评估，很难感受到这一生活事件给患者带来的影响程度。

实用案例三：患者小赵是一位精神分裂症患者，长期居家不出门，无康复的动机。询问下小赵认为自己什么也做不了，生活无望。在随后的评估中，小赵给自己的家庭管理能力损害打 2 分，个人休闲活动能力损害 1 分，其他方面损害都是 6 分以上。这个结果，使患者清楚地看到自己有优势方面，从家庭管理和个人休闲活动能力方面能够找一些力所能及的事情做，从而增加患者自主做事情的动机，积累自信与价值，而不是被安排做计划、被动地生活。这有助于计划的制订和落实。

诚然，量表或其他量化评估工具都不是完美的，有各自的不足和局限。然而，在访谈中引入量化评估工具，能够辅助澄清问题和挖掘优势资源。根据患者的不同情况，设计量化评估工具，能够快速有效地呈现一些思路，有助于开展深入的访谈与干预。患者的自评有一定的主观性和误差，但这也直观真实地反映了患者内心的一些想法，如果能够合理使用，客观参考，就能够发挥量化评估在访谈中的优势。

　　总之，合理使用量化评估工具，促进访谈的深入进行，有助于更好地理解患者，贴近患者的诉求，最终帮助患者呈现目标、落实行动。

# 如何评估案主的工作能力

徐建芳

　　工作是个体社会角色的重要组成部分，它占据个体生活中的大部分时间，能够提供收入来源，帮助建立自我认同、体现自我价值，促进个体社会生活的主观幸福感。长期以来，"工作"被当做精神疾病治疗和康复的重要手段。在治好病、防复发、生活能自理、能够自如地与人交往的基础之上，能够出去工作是精神康复的最终目标。

　　在工作方面，如果我们自己没有亲身做过一份工作，在提供下一步康复计划之前，我们怎么去了解案主的能力呢？下面结合康复中心的一次多学科查房病例，带领大家知晓如何通过访谈多维度、多视角地去了解和评估。

　　案主 A 女士，病程 9 年，近 3 年病情稳定，现在一直在家没有工作。经过访谈得知，案主大学英语专业毕业，英语很好。去年有过一次工作经历，在一家餐厅做服务员，主要负责引导客人就座、介绍并推销菜品、点菜、上菜、结账、打扫卫生等。每天工作要十几个小时，从上午 11 点到晚上 11 点，要接待形形色色的顾客，满足他们的不同需求。案主诉自己生病后记忆力和反应能力下降，在客人不多的时候还能应付自如，但是到了就餐高峰时，就有些力不从心，经常会上错菜，结账时也时常算错。案主觉得这份工作整体效能太低，对此不是很满意。案主想做老师，有家人和朋友经营培训机构，但是家人认为案主做服务员这个工作时，回答客人的问话基本是几个字，很少能成功推荐特色菜品，担心案主的社交可能存在一些问题，担心案主再出去找工作难以应付社交上的困难，所以打算出资给案主开店。

　　任何一种行为都可以从性质、频度、强度、持续时间这几个维度来评估。在评估既往工作经历时，在了解案主从事过哪些工作、做了多长时间的基础上，个案管理员从具体工作情境去展开，细致评估案主在这份工作岗位上具体做哪些事，职业表现如何，哪方面是案主擅长的，哪方面做起来有困难，困难的原因是什么，工作强度有多大，如一天中有多长时间工作，一周工作几天，是否有夜班，服务中和同事及领导的关系相处如何，领导和同事对案主的评价如何，自我的满意度如何，对工作的期待是什么，是否能设立合理的目标方向，家属的评价是怎样的。同时还需要了解案主的受教育水平、认知情况、家庭资源、社会资源。这样通过多维度、多视角去了解，在这个过程中发现案主的优势和需要进一步提高的地方，为下一步的康复计划提供方向。如本案例的案主在工作中有认知困难，会算错账；在人际交往上有挑战，交流中都是"嗯"一个字来对答；平时在家中不做饭，但工作内容和餐饮有关。这都是可以进一步提高的方向。

# 社区个案如何评估风险

程　嘉

社区开展精神疾病个案管理工作开始阶段，就要注重对服务个案的风险进行评估。对于高中风险的个案，参与服务人员及服务的频率、给予的支持都要有相应的调整。如何评估个案的风险呢？

在《严重精神障碍管理治疗工作规范（2018 年版）》中，将被明确诊断为精神分裂症、分裂情感性障碍、偏执性精神病、双相（情感）障碍、癫痫所致精神障碍、精神发育迟滞伴发精神障碍六种精神疾病的患者归入严重精神障碍患者管理范畴。对危险行为的分级，评估分为 6 级：0 级，无符合以下 1～5 级中的任何行为；1 级，口头威胁，喊叫，但没有打砸行为；2 级，打砸行为，局限在家里，针对财物，能被劝说制止；3 级，明显打砸行为，不分场合，针对财物，不能接受劝说而停止；4 级，持续的打砸行为，不分场合，针对财物或人，不能接受劝说而停止（包括自伤、自杀）；5 级，持械针对人的任何暴力行为，或者纵火、爆炸等行为，无论在家里还是公共场合。对危险性评估为 3～5 级或精神症状明显、对疾病缺乏自知力、有严重药物不良反应或严重躯体疾病的患者，评估为高风险个案。

同时对有以下 2 种情况以上的个案，评估为有中风险。①危险性评估为 1～2 级；②未服药或服药不规律，除外遵医嘱不需服药患者；③弱监护或零监护（监护人年老体弱，或未成年）；④有重大或持续性应激性生活事件，或目前有物质滥用；⑤属于公安列管重点，或既往有严重伤害行为、自杀行为；⑥频繁出入院，近 1 年内至少 2 次入院。

对评估有高中风险的个案，社区个案工作人员要特别重视，提请个案团队小组讨论。具体措施详见第 3 章《高中风险精神障碍患者个案管理如何开展》。

注：以上高中风险分类源于与社区合作开展工作的经验，不同地区开展工作需要根据当地情况调整。

# 第2章 个案管理目标计划制订技术

## 复元的十大元素如何促进患者复元

于 玲

近几年来，在精神疾病恢复的进程中，越来越多的精神卫生从业人员把复元作为患者恢复的最终目标。复元不同于我们通常所说的痊愈和康复。痊愈侧重在临床方面，指的是患者精神症状的消失和自知力的恢复。康复侧重在社会功能方面，指的是患者日常生活、工作、学习、人际交往等功能的恢复。复元是一个超越症状、精神残疾和社会障碍的更为广泛的概念。复元指的是绝望后重新唤起对生活的希望，理解和接纳自己的疾病和经历，重新找回自我，主动地应对未来的生活。因此，复元强调的是一种生活方式，一种人生态度。复元倡导的是患者即使受到疾病的限制，依然可以过一种满意的、充满希望的和有所贡献的生活。

患者要实现复元，需要十大元素。这十大元素分别是：

**1. 希望**

希望是复元进程的催化剂。精神卫生从业人员、家属等可以帮助患者植入希望，让患者相信，他的疾病、生活等各方面都能慢慢好起来。患者也要对未来树立希望，为生命注入动力，一步步朝着自己的愿望和梦想努力。

**2. 全人**

复元涵盖生活的各个范畴，包括身体、心理、灵性、社会参与。因此，不仅仅要关注患者的精神健康方面，还要关注患者的躯体健康、日常生活、社会关系、工作学习、经济、居住、家庭等各个方面。

**3. 个人责任**

在复元的道路上，患者本人有责任照顾自己，不断鼓励自己，为自己的复元进程建立目标，促进复元，达成身心健康。患者对药物的自主管理、对作息时间的自行安排等都是个人责任的重要体现。

**4. 自主**

患者有能力选择自己的路，过有意义的生活。在整个复元过程中，必须以患者为主导，培养他们自立、自主的能力。精神卫生从业人员、家属要尊重患者的意愿和选择，而不可取代患者，处处为其做决定。

**5. 个人优势**

精神卫生从业人员和家属要相信每位患者都有自身的优势和价值。在复元进程中，要以患者的优势及能力为基础，安排有关活动、训练及治疗，发挥个人潜力，提高自信心及满足感。患者也要重视和欣赏自身的优势和价值并加以利用。

### 6. 充权／参与

复元过程中，比如在订立个人复元计划时，患者有选择和做决定的能力和权利。精神卫生从业人员、家属要赋予患者机会，把应属于患者的权利还给患者。患者本人也要积极地参与决定。

### 7. 同伴支持

患者和患者之间可以分享个人的复元经验、传递希望、互相支持鼓励，用生命影响生命。

### 8. 个体化

每个人都是一个个体，有着个人的特质，因此每个人的复元道路都是不一样的。面对不同的患者，精神卫生从业人员也应该根据他们的特点和需要给予不同程度和不同方式的指导和帮助。

### 9. 尊重

尊重是指社区和社会的接纳，把患者看作一个完整的个体，充分保障他们的权利，不因疾病而歧视他们。只有在被尊重的外在环境中，患者才能正常地参与、活动和行动，逐渐融入社区，投入生活。

### 10. 起伏中成长

患者的复元并不是一个直线上升的过程，而是有进有退，有起有伏。精神卫生从业人员和家属要协助患者面对这些起伏，了解这些起伏和有关事件、人物、环境，帮助他们面对人生的各种挑战挫折，并对未来永远怀有希望。

从复元的十大元素来看，患者要实现复元，需要患者本人去实践，需要朋友、家人、同事的接纳和关怀，需要精神卫生从业人员的正确引导，也需要包括社会各界的接纳和支持。在大家的共同努力下，患者逐渐突破精神疾病的限制，重获自我肯定、信心和动力，走向复元。

# 如何帮助案主执行计划，让目标成为现实

李文秀

在帮助案主解决问题的过程中，个案管理员应以案主的需要为出发点，协助他们探索自己的问题和发展自身的潜能，确定目标策略、制订计划并付诸行动。在个案工作中，往往需要基于一个助人工作框架来开展。

### 1. 第一阶段：明确案主的问题

案主目前的状态可能面临一系列的困难，首先个案管理员需要弄清案主当下存

在的问题，协助案主讲述自己的情况，寻找要解决的关键问题是什么。

**2. 第二阶段：确定案主期望的状态**

帮助案主弄清楚想要的是什么，即确定目标。案主对自己想要的结果越明确，工作的目标就越清晰。一个具体、可行的目标可以激励案主聚焦行动，提供一个行动导向。目标应该建立在一个合理的时间范围内，具有挑战性、现实性和持续性。

**3. 第三阶段：确定如何达到目标的途径**

在这一阶段，个案管理员可以采用头脑风暴的方法激发案主思考，和案主一同探索实现目标的种种可能性，选择最佳目标策略。协助案主制订行动计划，探索将目标转变为现实的途径。行动计划要通过一个循序渐进的程序来实现，列出每一程序需要怎么做，且要适用于案主的特定情况和能力。

上述三个阶段为我们提供一个基本的工作框架。然而，计划不等于行动，为了实现目标，个案管理员需要协助案主执行计划，并进行持续评估。在个案执行过程中我们常常会面临案主不能按照原计划执行、案主的需要并没有被满足、环境资源没有被充分利用等问题。

为了让目标成为现实，除了计划执行前的需求评估和资源评估，在服务执行过程中和执行后仍需要不断进行评估。对个案服务的评估应当贯穿始终。计划执行前的评估主要包括案主的需求、案主的资源领域及面临的阻力，目的是保证服务方案符合案主的需求。阻力可能来自案主自身，也可能来自他们生活的社会环境。只有提前留意实现目标中所遇到的种种障碍，才能找到更明确的应对方式，让行动更好地持续执行。计划执行过程中的评估关注的是计划的实施或落实情况。通过对过程的监测和反馈，当目标不得不加以调整时，需要帮助案主找到应变计划，寻找坚持行动的激励因素，促使案主继续投入到建设性的方案当中，以达到最终目的。计划执行后的评估是一种总结性评估，是对整个个案工作的实施程序和效果的评价。关注的是案主的行为改变程度，案主的问题是否得到了解决。

值得注意的是，个案中的评估不是个案管理员单方面的评估，而是需要案主一起参与的过程。没有案主的参与，个案管理员的评估属于主观臆断。评估是案主回顾自己行为改变和个人成长的一个重要途径，只有通过评估才能使案主更好地执行行动计划，让目标策略转化为现实。

# 如何了解和增强案主的动机

李静静

在个案管理服务中，会与案主和家属一同协商制订康复目标和计划。而在执行过程中会发现，有些案主往往不能按约定完成计划。比如为了复学要调整作息，个案中商量后约定先每周提前半个小时起床，但执行中困难重重，有些案主能按预定时间起来，但起床后不久就又回去睡回笼觉了。如果个案管理员遇到过类似的问题，那么原因有可能是做计划之前的动机不明确，导致执行计划时力量不足。

如何了解和增强案主的动机呢？

第一，明确案主希望的改变是什么，即案主的目标是什么。需要强调，是案主"自己"的目标，而不是案主父母或者医生的目标。在一次个案访谈中，案主母亲提到要提高案主生活自理能力，让案主每天起床后叠被子，可案主就是不做，这让母亲很苦恼，后来了解到案主的目标是要做画家，不认为自己需要改善生活自理能力。

第二，明确"这个目标对案主来说有多重要"。个案访谈中，案主经常说这个也重要，那个也重要。比如找工作很重要，交朋友也很重要。为了将案主所有的愿望量化，把最重要程度设为 100 分，让案主描述自己愿望的分数是多少，这样就能一目了然地了解每个目标的排序以及重要等级程度了。比如有一位案主的愿望是复学，她说这个目标很重要，能打 100 分。这样就很清楚这个目标在案主心里的位置了。

第三，对达到这个目标案主有多少信心。同样也是 100 分评分。目标很重要，但还要有信心才能更好完成。记得在访谈中，一位 15 岁女孩说"我的目标是从每天上半天学恢复到全天上学，重要性是 100 分"，当问她有多少信心完成时，她说"信心是 0"。个案管理员这才意识到，也许案主在外界环境的影响下，比如父母、亲人、朋友、学校、社会的标准和要求，认为学生就应该回学校上学这点很重要。然而案主休学一年落下很多课程，加上生病后注意力不能集中，记忆力也下降，服药后每天都很困倦，每天都睡到中午才能起床，而且案主生病休学这段时间体重增加了几十斤。这些都是案主回去上学的阻碍，阻碍太多，导致案主对回去上学的目标完全没有信心。

第四，此时，可以询问案主"什么会增加你的信心"。案主可能会说如果作息时间调整到正常了，能够控制情绪了，基本就可以上学了。那就可以帮助案主把大的目标细分为一个个的小目标，即调整生物钟、学会控制情绪。记得当时案主说对调整生物钟的信心是 50 分，与案主一起协商 1 周内可以每天提早起床半小时，起床后做自己喜欢的事，比如画画、烹饪，问案主的信心是多少，案主说是 70 分。问案主什么可以增加信心，案主认为是父母的陪伴或支持。父母也同意会尽量陪伴案主并给予支持鼓励。这样这个计划完成的可能性和信心就大了很多。

第五，与案主一起讨论改变的好处与付出的代价，以及继续目前行为的好处与代价。这样可以让案主对目前行为有更加清楚的认识。比如案主每天睡到中午才起床，改变的好处是可以回学校继续上学了，可以做很多自己喜欢做的事，同学不会再把自己看作另类，会更加融入集体。而代价是要与药物所带来的困倦做斗争。继续目前行为的好处是能让自己得到充分的休息，可以暂时逃避不想面对的学习和家人给予的压力。代价是不能全天回学校上学，要每天忍受父母的唠叨，落下的功课越来越多，越来越没有信心复学。权衡利弊以后，相信案主可以选择改变还是继续目前行为。如果案主选择不改变，那么就要接受继续目前行为所带来的代价。

第六，与案主探讨有哪些优势可以帮助其实现想要的改变。比如案主喜欢画画，喜欢烹饪，喜欢小狗，喜欢带小狗去家附近的公园散步。案主的父母在案主生病后对案主的要求已经降低很多，能够适当给予案主鼓励。案主的这些优势都可以帮助案主更好地完成调整生物钟的目标，让案主起床后有事做，而且还能得到家人的鼓励和支持。还可以与案主探讨行动中可能会遇到哪些困难，如何克服。案主说可能起床后做事情时又感觉到困倦，又想回去睡觉，那么告诉他这时可以出去走走，或者洗把脸。

第七，与案主一起展望未来。让案主设想有天早上醒来，发现自己实现了目标，会首先注意到什么，周围亲近的人可能会注意到什么，想象一下会有怎样的感觉，记录或画出那个早晨或那一天的情形。一位体重90公斤、身高1.65米的女孩儿，一年前体重是60公斤，很想恢复到以前的体重。当让她做这个展望的时候，她的描述是："早上醒来，发现体重又恢复到原来的样子，仿佛又找到了那种久违的轻松和自信，感觉身体轻盈了，我笑了，发自内心地笑了。爸爸妈妈发现后都为我鼓掌，说那个美丽的女儿又回来了。我又穿上了那件放在柜底的心爱的红裙子。走在上学的路上，我健步如飞，清风拂面，感觉世界都变友好了。到了学校，同学们都向我投来惊艳的眼光，很多同学围过来问我减重的经验。我感到跟同学的关系都变好了……"这样的描述会增强案主行动的力量。

# 制订计划的原则和技巧

于　玲

制订计划是康复过程中重要的一步。凡事预则立，不预则废。倘若合理地计划，会大大推进康复的进程。有康复者会经常做计划，计划做得也很漂亮，但总难以实施或难以坚持，最终计划不了了之。其实，制订计划有一定的原则和技巧。在制订计划时综合考虑这些原则和技巧，计划对行为的作用才会凸显出来，达到事半功倍的效果。

**1. 计划要明确具体**

即要用具体的语言清晰地说明要达成的行为。比如，制订计划"我要每天做运动"。运动的方式多种多样，这种对计划的描述就很不明确，不明确就没有办法去评判、衡量。倘若换成"我要每天打羽毛球"就比较明确具体了。同理，"我要每天做家务"调整为"我要每天洗碗"，计划就明确具体了。

**2. 计划要可测量**

应该有一组明确的数据作为衡量是否达到计划的依据。如果制订的计划没有办法衡量，就无法判断这个计划完成得怎么样。如"我要每天看书"，从字面上来看，看 2 分钟和看 1 小时都是完成了计划。但只看 2 分钟，想必不是计划制订者的初衷。

当然，不是所有的计划都能够用数据来表示，但要遵循"能量化的量化，不能量化的质化"，使计划有一个统一的、标准的、清晰可度量的标尺，杜绝在其中使用形容词等概念模糊、无法衡量的描述。如"每天多打羽毛球"，做多少为"多"比较含糊，可以把计划修正为"每天打 1 小时羽毛球"。

**3. 计划是要能达到的，能实现的**

一般来说，我们要制订"踮起脚尖来摘桃"的计划，而不是"跳起来摘星星"的计划。这涉及两个层面。一个层面是既然制订计划是为了生活规范，为了更进步，那么，一直坚持着的，已经成为习惯的，就不必列入计划之中。否则，体现不出"踮脚尖"努力进步的感觉。如药物自主管理很好的案主，没必要再制订"我要每天坚持服药"的计划。另一个层面，计划不能太大，倘若计划难以达到，执行计划就没有信心。比如，对于一个平时不锻炼的人，下定决心要减肥，制订了"每天跑步 1 万米"的计划，可行性就比较差。即使咬咬牙能坚持一两天，但不利于计划的持续。而改为"每天跑步 1000 米"就有可能实现。

**4. 计划要有现实的基础**

如果制订"每天游泳 1 小时"的计划，而居所附近没有游泳场所，这条计划就没有现实基础。如果制订"每天打羽毛球 1 小时"的计划，发现没有搭档，或者室外风大，实施起来也就缺乏现实基础了。

**5. 计划要有时间限制**

即计划要有起点、终点。没有时间限制的计划就没有办法检验和考核，也容易导致被拖延，成为永远不会完成的计划。一般来说，计划的周期不宜太长，1 周、2 周、1 个月都可以，方便检查和考核。周期太长，很容易慢慢流失和遗忘。到了计划的终止时间，根据检查和考核的结果，我们可以根据计划实施情况调整计划。如果觉得计划制订得太难了，可以适当地降低标准。计划太容易达成了，可以适当地提高标准。

**6. 计划要结合自己的兴趣**

选择自己喜欢做的、愿意做的事情。如，要达成减重的目标，运动方式有很多种，可以选择自己喜欢的运动方式来制订计划。

### 7. 计划可以结合一定奖励

制订计划时，可以跟自己或家人达成一个约定，比如在多长时间里能够很好地完成计划，奖励自己买某个东西、看场电影、旅游等。奖励的东西一定是自己在乎的，这样可以激励自己去完成。除了物质上的奖励，精神上的奖励也很重要。比如，当坚持完成了计划时，可给予自我肯定，对自己说"我坚持做到了，我很有毅力，我很棒"。

### 8. 计划不宜过多

一般 2～3 条，最多不超 5 条，要抓住重要紧迫的来做计划，抓住简单好入手的做计划。否则，计划条目太多，倘若评估为整体完成度低，则容易丧失信心。但事实上，自己在很多条目上已经有了很大的进步。

### 9. 计划要有一定的空间和弹性

初期不建议制订课程表式的计划，否则容易像多米诺骨牌一样，一环不慎，整体被打乱。计划没有弹性，也容易有挫败感。如每天跳绳 30 分钟。倘若在 1 周的时间里，6 天都坚持了，只有 1 天因为某些原因没有做到，就很容易沮丧。倘若把计划调整为"每周跳绳 5 次，每次 30 分钟"，一旦哪天由于一些原因安排不了，可以挤别的时间来做。工作中，我们也会指导康复者制订"每周做饭 3 次"的计划，康复者可以根据家庭的环境和自己的状态来适时安排。

### 10. 使用行为记录单

行为记录单有提醒督促、记录计划执行情况的功能。可以画出来，贴在家里醒目的位置。如表 2-1，行标注的是日期，列标注的是计划条目，每完成一项就用"✓"做个标记。除了记录计划的完成情况，也可以记录具体的内容，如计划是"每天上午 9 点前起床"，则可以在方格内记录准确的起床时间。积累一段时间，看着一摞记录单记录的这段时间的进步，相信对每个人都是一种肯定和激励。

表 2-1　行为记录单（示例）

| 计划条目 | 3/18 | 3/19 | 3/20 | 3/21 | 3/22 | 3/23 | 3/24 |
|---|---|---|---|---|---|---|---|
| 每天跑步 1000 米 | ✓ | ✓ | ✓ | ✓ | ✓ | ✓ | ✓ |
| 每周做饭 3 次 | | ✓ | | ✓ | | | ✓ |
| 独自去超市购物 | | | | ✓ | | | |

以上是制订计划的原则和技巧。成功 = 目标 + 计划 + 行动。有了康复的目标，结合科学的计划制订方法，配以踏实的行动，康复进程就会大大加快。

# 个体计划中如何更好地增加案主的执行力

王天姿

大多数案主的康复需求是"充实生活，恢复社会功能"，这个过程需要很多引导与陪伴。案主明确需求后，一般需要制订成个体服务计划来逐步实现。有很多案主兴致勃勃地制订计划，积极地去实施，初期可能会有一些成效，但在坚持一段时间后，案主会怀疑做这些事情的意义何在，既不快乐，又有约束感，计划达不到又会心情不好，最严重的情况还会导致计划全线崩塌，于是又陷入茫然中，在康复的道路上停滞不前——

最近接触这样一位患者，王某，36 岁，诊断为精神分裂症。目前病情稳定，除一日三餐外生活没有别的安排，经常产生孤独感，情绪低落。王某在个案管理过程中，找回了一些自信，于是给自己制订了几个生活计划：①每天练习书法 1 小时；②每天上午 9 点到 11 点看书；③下午 2 点去楼下锻炼身体。

最初的 2 周，王某执行得很好，感觉生活有目标了，有事情可以做了，忙碌一整天很有充实感。几周之后，王某的情绪明显发生变化，执行计划中抱怨计划枯燥，看书不容易坚持，时间安排过于紧张，天气寒冷、雾霾时无法外出运动等。最后王某实在坚持不下去，暂停所有计划，想自己调整一段时间。

所以，针对这类有康复愿望、有一定执行力，但是无法长期坚持计划的案主，总结出以下几点建议。

**1. 制订计划前评估案主的动机**

即这件事情是不是案主真正感兴趣并有动力去做的，或者是做了一些事情之后，分析坚持不下去的原因是什么。这就需要通过动机性访谈来实现，例如询问如下的问题：你希望做出什么样的改变？做这件事情对你来说有多重要？你有多少信心？哪些是增强信心的因素？做这件事情给你带来什么好处，有什么代价？不做这件事情有什么好处，需要什么代价？帮助案主选出一个最适合自己的计划，这样才有利于长久的执行。

**2. 不要把计划做得过于刻板，适当增加一些弹性**

可以做成周计划，每周规定几项任务，在 1 周之内完成，做好标记。另外，时间上的支配灵活一些，例如上午天气好可以出去转转，下午午休之后想练字。根据自己的心情和兴趣去安排事情，会使计划进行得更顺畅一些。

**3. 在执行计划的过程中让案主体验做事情的快乐，而不是去约束自己，像执行任务一样沉重**

要使做的这件事跟周围环境产生互动，例如在家中和家人分享感受，让家人去评价自己的成果，也可以放在网络上或者微信上和他人互动。做了事情引起他人的关注和反馈，这样就更有动力和兴趣了。与环境的互动可以促使产生快乐。

### 4. 引导案主不关注结果，关注过程

让案主通过各种途径来感知信息，触动、引导案主去描述过程中的主观感受。比如带案主去花园里看一朵花，让他讲自己的感受，不求急，只求详细，求气氛；让案主讲小故事，使其体会主人公的情绪，先体会别人的情绪，再体会自己的情绪。养成这样的习惯就会在执行计划的过程中关注自己收获了什么，而不是用单一的"做没做完"来衡量事情的结果。这样才能全面地体会执行一个计划的真正意义是什么——我是在做自己想做的事情，而不仅仅是完成任务。

想康复的案主都有着对未来的愿景，这是康复过程中最根本的动力。也许在过程中会遇到瓶颈或者停滞不前，这就涉及在计划中的执行力问题。引导案主意识到，不是一下子做了事情就能立刻改变生活状态、看到收获，而是不断地总结自己思考问题的角度，在实践中不断拓展看问题的思路，探索精细入微的认知变化，提高领悟能力并去指导行动，而后快乐地执行下去，这样才能一步步更接近自己的康复梦想。

# 个案管理工作中成长记录本的使用

李静静

个案管理工作中经常会给案主准备一个"成长记录本"，即一个普通的本子，作为个案管理工作的辅助工具。个案管理员会建议案主每次个案谈话时都将本子带来，记录一些重要内容。

### 1. 哪些案主需要用成长记录本

实际工作中，不是每位案主都需要成长记录本。成长记录本适用于：

（1）有康复计划的案主。个案管理中，个案管理员在了解案主全面的信息后，会与案主及家属一同制订康复的目标和计划，陪伴案主去完成，并且当案主完成一个计划，或者实践中发现某条计划不可行，会随时做出更新。一般会建议案主将这些目标和计划写在成长记录本上。

（2）受各种因素影响，记忆力和执行能力不足的案主。

（3）习惯用本子记录事情的案主。

对于那些社会功能较好，能够对自己生活中的各项事务做出安排，并且记忆力很好，不习惯这种记录形式，或者个案谈话主要以倾听、心理支持和疏导为主，并没有具体计划的案主，则可以不用成长记录本。

### 2. 成长记录本上都记录些什么

（1）个案管理中个案管理员与案主和家属一同协商制订的康复目标和计划。

（2）个案管理谈话中的一些重要内容。这些内容可能最后不一定都落实为具体的计划要接下来马上去做，但案主认为对自己很重要，也可以随笔记录下来。

（3）重要信息。比如下次复评的时间；个案管理员提供的一些重要资源信息，包括医院内知识讲座和家属联谊会的时间、案主所在社区的一些资源等。

（4）案主参加其他康复服务中的内容。案主参加个案管理的同时可能还会参加各种团体治疗、知识讲座等，也可将这些活动中的重要内容记录在本上，在下次个案管理中与个案管理员分享。

**3. 成长记录本有什么作用**

（1）提醒。很多案主在个案谈话时一起协商好了下一步的康复计划，但复评时会说忘记了，所以将每次协商后的计划落实在纸面上，是很好的提醒方式。

（2）督促。将康复计划写在本子上以后，会让案主在最后签上名字。这意味着案主承诺要完成这些事情，并且下次谈话时会就这些计划逐一进行讨论。这将很大程度上对案主起到督促作用。

（3）强调重要性。把约定好的计划让案主逐一写在本子上，也像是一种仪式。这种仪式让案主感受到计划的重要性。这些计划并不是随便口头说说而已，而是案主、个案管理员、家属都一致同意并且认可的。

（4）反馈。个案管理工作中家属的参与和配合非常重要，希望案主和家属一起参与每次个案谈话。但由于一些原因，有时家属不能参加，那么成长记录本则是个案管理和家属之间沟通的桥梁。工作中有的家属虽然不能到场，但会将上次个案谈话之后案主在家中执行计划的情况如实写在记录本上让个案管理员知晓。个案管理员也会将本次谈话中与案主协商落实的一些重要事情写在本子上让家属知道。以下为一位家属在个案成长记录本上的反馈：

---

1. 每天早晚主动刷牙、不用父母提醒。

2. 每周洗两次澡。

3. 小件衣服一周洗一次。

4. 每天刷碗。

5. 每天做 50 个哑铃、10 个俯卧撑。

6. 每周四下午 1:30 参加社交团体（下次 1:00）。

7. 主动吃药（闹铃）。

8. 每周三下午 2:00 参加个案谈话。

9. 康复自我管理：讲发现自己的优势和特长，合理安排生活。

　　静静老师您好！自您个案以后有变化，每次愿意接受您的个案治疗，每周都还盼着这一天过来。他在家心也较沉静，吩咐他完成锻炼身体的任务也能配合，60 个或 50 个哑铃、10 个俯卧撑一直在做着。您可以摸一下他的上臂，肌肉丰厚了。个别还要催促，尤其是晚上没养成习惯。总之能打八分。

　　成长记录本的灵活应用有助于个案管理工作的顺利开展，同时能记录案主康复路上的点点滴滴和努力前进的"脚印"，是个案管理工作和案主成长路上非常珍贵的记录。

# 第3章　医学康复技术

## 如何培养患者独立管理药物的能力

王天姿

药物在精神疾病治疗过程中的作用是毋庸置疑的。无论是住院治疗还是门诊治疗，良好的服药习惯都是疾病稳定的基础。所以，在指导居家康复时，了解每个患者的服药情况是首要开展的话题。深入了解患者居家的服药情况，有利于帮助家属在了解患者的服药情况后更好地起到辅助作用，进而帮助患者建立良好的服药习惯，提高患者在居家生活中独立管理药物的能力。

首先，可以询问患者服哪几种药，由此可知患者对自己所服药物的了解程度。

患者的情况大致可分为以下几类：没有自知力，完全拒绝服药；没有自知力，但不拒绝服药；不承认自己患病，但感觉自己有异常，认可服药能帮助到自己；承认患病，担心药物副作用对身体损害，自行减药；承认了解自己的疾病，在家属提醒下配合服药；完全自主服药。在面对患者呈现的各种服药状态时，可根据其服药情况，展开下一步的探讨。一方面需要从自知力话题展开，尝试让患者了解自身疾病，并意识到服药的重要性；另一方面可以引导患者去思考药物带来的积极作用，以及药物副作用的合理应对方法。在此基础上，引导患者落实在行为训练上，参考患者的服药能力及服药技能训练分级管理，与患者协商制订个体服药计划。

其次，根据患者的具体情况，进行服药技能训练的分级管理。

如果患者对自己所服药物认识不清，则需要将药物交由家人保管，由家人摆好药物后督促患者，每次服药时告知患者所服药物的名称、形状、颜色、剂量（**第一级，认识药物性状**），尝试坚持 1 周以上。

如果患者坚持情况良好，则由家人摆好药物，让患者自行按时服药，家人起到监督作用，以培养患者按时服药的习惯（**第二级，培养定时服药**）。

坚持 1 周以后，可将药物交由家人保管，让患者按时自行摆药，并在家人看护下将药物服下，以建立初期药物自我管理习惯，坚持 2 周以上。若进展顺利，可将药物存放在药柜内，由患者按时自行摆药且服药（**第三级，学会摆药服药**），无须家人看护，巩固药物自我管理的习惯。

最后阶段，患者可自行将药物放在特定储存柜内，按时自行服药，无须家人看护（**第四级，完成药物的自我管理**）。

如服药过程或精神症状出现波动，则降回上一级或回到原点。

作为协助患者完成药物独立管理的重要成员，家属可以在照看护理患者的过程中获得一些技巧，如定期检查药物数量，以作为患者是否按时按量服药的参考，并留意患者日常起居的地点是否藏药、吐药，观察患者的症状是否反复。对于长期有藏药习惯的患者，可建议其在饭前吃药，减少吐药的风险。此外，建议配合使用服药技能记录卡（图 3-1），以辅助监督患者的服药情况。

服药技能记录卡

姓名 _____ 开始时间 _____

第 ___ 级 第 ___ 周（注明：√准时且剂量正确；× 不准时，需提醒；○取错药）

| 训练情况＼天数 | | 第一天 | 第二天 | 第三天 | 第四天 | 第五天 | 第六天 | 第七天 |
|---|---|---|---|---|---|---|---|---|
| 服药 | 早 | | | | | | | |
| | 中 | | | | | | | |
| | 晚 | | | | | | | |
| 摆药 | | | | | | | | |

**图 3-1 服药技能记录卡**

独立管理药物的能力是患者疾病稳定、防止复发的前提，也是减少家属看管负担的有效手段。更重要的是，在此过程中，患者的独立自主性得到了提高，为恢复社会功能、回归社会提供了重要保障。培养这项能力需要患者的个人努力，家属的积极配合，还有医务人员的专业指导。

# 面对自知力不足的患者，个案管理能做什么

王天姿

自知力是指患者对自己精神状态的认识能力。如果患者缺乏自知力，就会不承认自己有病，也不觉得自己精神状态是异常的。即使通过和他人的比较及自己的体验会认识到自己和他人不一样，例如情绪不稳、思维混乱等，但是患者依然不认为这些症状属于疾病，坚信自己不通过药物治疗也能够调整过来。还有一种情况，患者能意识到自己的异常，但分不清自己哪些想法和行为属于疾病，哪些不属于疾病。上述情况均是自知力缺乏或不足的表现。自知力缺乏会影响患者服药的依从性，从而影响疾病的治疗效果，也会增加家属的焦急感与绝望感。所以，针对这一

类自知力不足，药物依从性不好的患者，个案管理能为他们做些什么呢？

**1. 耐心陪伴，倾听患者的诉求**

倾听过程中认同患者的感受，理解他所描述的现象，而不是硬性沟通，直接指出：你就是生病了。更多的理解与共情会让患者产生信任感，愿意把自己的情况和感受说清楚，这样有助于建立关系和更全面地了解患者。

**2. 尝试让患者识别症状**

在第一步的基础上，帮助患者还原场景。首先横向比较，例如询问患者身边的人是否有跟他相同的感受，是否认同他的感受；然后纵向比较，询问是否最近才有这样的事，以前有没有这种感受。通过和他人比较、和自己过去比较的方式，引导患者察觉自己目前想法或者行为的异常。过程中注意不要对患者本人产生否定，而是要对患者描述的异常事件产生好奇，相信患者的感受，再阐述观点，通过提问慢慢澄清事实，启发患者识别哪些是症状，哪些是现实。

**3. 充分利用家属资源**

一次访谈通常需要家属的加入与配合。访谈现场更要注重家属反馈的信息，通过与家属的沟通，归纳总结出家属所表述的积极正面的信息。例如有很多家属在访谈中说得更多的是患者在家时还存在哪些症状，整体状态还是不够好，吃药怎么没有完全控制住症状。家属这样的话语会让患者更加排斥药物，坚信自己没有生病。所以，要在与家属的沟通中整理出患者在家里的积极变化，如"虽然药物副作用有时让患者很难受，但至少药物会帮助患者逐步控制症状"。找出药物正性作用的表现，并总结归纳，引导家属及时表达和鼓励患者的积极进步，让家属和患者都意识到服药还是有帮助的。关注积极变化和服药优势，有利于增加患者服药的信心。即使在患者还未恢复自知力的情况下，也能减少疾病复发的概率。

家属还有一个很重要的作用是提供患病前后、服药前后的变化，启发患者自知力恢复。在工作中要注意沟通技巧，取得患者同意后再让家属谈对疾病的看法。否则就会让患者有"被揭短"的感觉。家属陪伴患者，能细致发现其变化的信息。在访谈中引入家属的意见、看法会补充治疗师看不到的视角。但需要尊重患者，注意技巧。

**4. 多角度的同伴支持**

个案管理其中一个服务环节是资源链接。医院内开展的家属联谊会，内容是围绕疾病知识、服药知识、家庭护理和个体康复方法等主题，让家属之间充分交流，互通有无，共享康复经验。推荐患者和家属参加这些讲座。在和其他成员的接触中，会找到和自己有相同经历和感受的家庭，他们的康复经验会比医生更有说服力，这就是来自同伴支持的力量。此外，还能链接志愿者资源，志愿者个人经验的分享更加宝贵，他们是经历过疾病的阴霾已经走向康复的光明的人，他们和其他患者一样曾被疾病困扰，经历过没有自知力、服药依从性差的阶段，但是他们最后在医务人员的帮助下积极接受治疗，慢慢康复。这个过程对现在没有自知力的患者来说有着重要的价值，同伴支持的力量也会给患者和家庭带来希望。

康复始于何时？一定要在稳定期吗？事实证明，任何阶段的患者都有康复的需求，所以康复与治疗可同步进行，甚至可以存在于预防阶段。面对在治疗期的自知力尚未恢复的患者，目前做的虽然有限，但是每一个患者都有无限的可能性。只要患者愿意康复，在耐心引导下，患者将会早日走在康复的道路上。

# 如何与阴性症状为主的案主沟通

徐建芳

什么是阴性症状？阴性症状是一些不太引人注意的症状，是精神分裂症的核心症状之一，主要包括思维贫乏、情感淡漠、意志行为缺乏。与这样的患者谈话时，我们能发现患者外在的一些表现，如面部表情呆板、机械、冷漠，眼神接触差，语声单调等。同时我们也会发现患者的自发言语量有限，在回答问题时往往简单、肤浅，或者干脆不答，说话的内容含糊，过于抽象、重复和刻板，应答迟缓，需要比平常花费更多的时间来回答问题。与这样的案主交流时，我们的个案管理员会感到困难和无力，总感觉问不出东西，容易放弃。针对如何与"话少"的案主进行沟通，康复中心进行了一次示教查房。

在访谈的开始，案主妈妈描述了案主生病前后的变化：

案主原来活泼开朗，生病后变得话少、神情呆板、不愿活动。在家里如果家属不说话，案主就不会主动说话，但是会用行动来表示，比如需要什么就会示意一下。家属想和案主交流，但不知道该如何交流。

在访谈中，可以使用具体化技术，以"何人、何时、何地、有何感觉、有何想法、发生什么事，如何发生"等问题，协助案主更清楚、更具体地进行描述。

个案管理员邀请案主回忆自己病前活泼时的印象，询问案主有哪些行为体现出自己很"活泼"。案主说："在树下玩。"个案管理员进一步具体问："玩什么？怎么想到这个画面？"案主多用"记不清""不知道"回答。在使用开放性提问后，案主难以进一步具体回答，这时个案管理员逐渐加入了一些具体情境来帮助案主展开，比如"这是一棵什么样的树？""当时是什么时间？白天还是晚上？上午还是下午？""天气怎么样？温度如何？""当时穿什么衣服？"每一个问题都给予案主时间思考，并询问案主是否听清楚问题，以此调整问话方式，让案主慢慢地、一点点地多说一些。如此一来，一幅相对生动的画面就呈现在个案管理员面前：在一个天气不太热的白天，案主穿着运动服在一棵高大的针叶树下玩耍……在案主回答后，个案管理员给予鼓励，并询问了他家人的感受。家人说："案主以前一天都没有说过这么多话，今天说得特别好"。通过这种反馈让案主看到自己的进步，鼓励案主多说。

在访谈内容上，多关注案主的优势，包括案主的经历，过去及现在拥有的资源，兴趣、爱好、特长，知识储备，以及他们心中的渴望及梦想等。

个案管理员通过案主家属了解到案主喜欢绘画，个案管理员以此优势展开，询问案主："喜欢画什么画？水彩？素描？""画什么比较拿手？""有没有什么作品留存？""还愿意画画吗？""现在还有什么愿望吗？"以案主的优势为话题，激发案主的兴趣，促进案主多表达。

综上，与阴性症状为主的案主沟通时，在访谈技术上，个案管理员使用具体化技术时，可以先用开放性的问题，等案主回答；如果案主回答困难，可以进一步主动提供假设、选择或者使用封闭性的问题，促进谈话进行下去。在交流中，个案管理员要给案主充分的时间，随时评估案主对问话能否理解，然后调整问话方式，让案主更清楚地理解问题。有时候不是案主不会回答，而是他们没有听懂问题。在访谈内容上，个案管理员要真正具有优势视角，在日常生活中寻找案主的优势、兴趣、资源，并把这些点细化、展开。案主家属也可以如此引导患者多说话，提高患者的语言表达和情感表达能力，有效地防止案主因长期不讲话导致的语言功能衰退。

# 失眠的非药物治疗

孙　伟

重性精神疾病常伴发睡眠障碍，早期识别，并给予有效的干预措施，有助于改善并提高案主的睡眠质量，促进康复。

61 岁的王大爷 1 年前退休。退休后感觉不太习惯，逐渐出现失眠，躺床上翻来覆去睡不着。一般是 9 点上床，躺四五个小时才能入睡。入睡后三四个小时就醒，醒来后无法入睡，白天无法集中精神，记忆力下降。他曾服用过一些促进睡眠的药物，但最近效果越来越不明显，需要加大服用量才有效，为此感到苦恼。

在治疗失眠之前，我们要先明确何为失眠及失眠的病因。失眠是一种最常见的睡眠障碍形式，是由入睡和（或）睡眠维持困难所致的睡眠质量或数量达不到正常生理需求而影响白天社会功能的一种主观体验。失眠是一种症状，其发生常与身体健康状况不佳、躯体疼痛、生物节律被打乱、睡眠环境改变有关，也有可能是因为担心睡不好而焦虑。简而言之，每周失眠发生 2 ~ 3 次，持续时间超过 1 个月就是失眠症，需要及时就诊。

失眠除了药物治疗以外，还可以采用行为治疗的方法。行为治疗主要包括刺激控制治疗、放松训练和睡眠卫生。

**1. 刺激控制治疗**

在正常情况下，卧室、床的环境会诱导人出现困意，使人较快地入睡。失眠患者进入卧室或卧床后，大脑反而兴奋起来而难以入睡。刺激控制治疗的目的在于纠正这种不良条件反射，重新建立卧室和床与快速入睡之间的条件反射。具体要求是：不在卧室和床上做睡眠和性生活以外的事情。如不能入睡，就起床，离开卧室到其他房间；只在有困意的情况下再回卧室；如仍不能入睡，重复上述步骤。同时做到，不论自己感觉整夜睡眠有多少，每天都定时起床，在节假日也同样坚持；白天避免卧床，如果需要午睡，那么只在中午时间安排一次，不论是否入睡，卧床时间都控制在 20 ~ 30 分钟以内。像王大爷晚上 9 点就上床，躺四五个小时才能入睡，这不利于建立卧室和床与快速入睡之间的条件反射。应适当推迟上床时间，按照刺激控制治疗的要求进行调整。

**2. 放松训练**

放松训练的目的是减轻睡前的躯体紧张和在睡眠时间出现的干扰睡眠的思维兴奋。具体做法如下：

（1）平躺在床上或坐在舒适的椅子上，调整到最舒服的姿势。

（2）闭眼，然后深吸气，缓慢呼气。

（3）缓慢呼气时，感受双肩下沉，肩部肌肉放松。

（4）继续深吸气，然后缓慢呼气，感受肩膀下沉、放松的同时，感受肌肉放松逐渐扩展到上肢、指尖、躯干、下肢、脚趾等部位。

（5）继续深吸气，缓慢呼气，感受肩膀、躯干、四肢的肌肉放松，颈部和头部也同时得到放松。

（6）继续几个循环的深呼吸，缓慢呼气时感受全身肌肉的放松，感到全身放松、心情平静时，便可入睡。

**3. 睡眠卫生**

规律运动，每周坚持 5 次运动，每次运动半小时以上，睡前 2 小时内避免剧烈运动；控制咖啡、茶的摄入量，并在睡前至少 8 小时内避免饮用；不要借助饮酒来催眠；晚饭进食容易消化的食物，避免过饱或过饥；睡前避免进行过度兴奋的活动，如看动作电影、听摇滚音乐、参加辩论等。

经过以上行为调整，大部分失眠患者可以取得很好的疗效。研究证实，对于急性失眠，行为治疗效果和药物治疗效果相当；对于慢性失眠，行为治疗效果优于药物治疗效果。

# 常见的十大睡眠误区

李润霞

莎士比亚说：舒服的睡眠才是自然给予人的温柔的令人想念的看护。睡眠是人的基本生理需求之一，我们一生中有约 1/3 的时间是在睡眠中度过的。睡眠如此重要，但多数人对睡眠了解有限，甚至对其存在错误的认识。在个案工作中，我们也经常会和来访者沟通睡眠的话题。纽约大学的睡眠研究小组整理了一些流行的睡眠误区，然后对每一项误区进行了研究和比较，结果发表在《睡眠健康》（*Sleep Health*）杂志。以下是这些常见的睡眠误区及解释。

**误区一：人人都需要睡够八个小时。**

睡眠时长并没有所谓的标准答案，不同年龄阶段的人群睡眠时间需要量是不一样的。如新生儿、学前儿童需要的睡眠时间相对较长，而老年人需要的睡眠时间则较短。即使是同一年龄阶段的个体也会存在睡眠需要量的差异。人的睡眠时长和饭量一样，都是因人而异的。睡得好坏，不能以睡眠时间的长短来衡量，而应强调睡眠的质量，只要符合自己的睡眠习惯，能够保证白天体力、精力充沛即可。

**误区二：平时睡不够，周末多补觉。**

现代社会工作压力大，不少上班族喜欢在平时熬夜，利用周末补觉。当然，适当的补觉确实有助于恢复精力。但是，每个人都有自己的生物钟，只有遵循这个规律作息，才能保证身心健康。长期在周末补觉，会打乱人体原有的生物钟，使新陈代谢紊乱，导致慢性失眠。因此，偶尔在周末补觉可以，但不宜作为长期计划。

**误区三：睡前饮酒有助于睡眠。**

人喝酒后会感觉到疲倦和昏昏欲睡，于是很多人推测喝酒有助于睡眠。不可否认，喝酒对于最初入睡确实有一定帮助，但是随着酒精代谢，它往往会在后半夜导致人频繁觉醒，干扰快速眼动睡眠（rapid eye movement sleep）。而这一阶段睡眠对记忆力和学习非常重要。更严重的是，长期饮酒催眠，不仅需要不断增加饮用量，还会导致酒精依赖和成瘾，甚至出现酒精所致的精神和行为问题。因此饮酒助眠并不可取。

**误区四：打呼噜意味着睡得香。**

很多人认为，"呼噜震天响，叫都叫不醒"就意味着睡眠质量好，其实打呼噜并不是睡得香的标志。打呼噜在医学上称为打鼾，提示上气道存在狭窄。打鼾严重者往往会发生阻塞性睡眠呼吸暂停，导致睡眠频繁中断，深睡眠时间显著减少。因此，当发现亲朋好友出现上述症状时，要使其提高警惕，及时就医。

**误区五：睡前玩手机。**

睡前看电视、使用笔记本电脑或手机，是现代人常见的生活习惯。事实上，电子产品发出的蓝光，会使大脑更加兴奋，这意味着我们需要更长的入睡时间，并且容易早醒，大大影响睡眠质量。另外，床是用来睡觉的，长期在床上玩电子产品，会削弱床与睡眠的连接，容易导致失眠。

**误区六：闹钟响后再睡一会儿。**

很多人有闹钟响了之后再小睡一会儿的习惯，认为这额外几分钟的睡眠可以起到很大作用。但事实并非如此。关了讨厌的闹钟之后，身体确实会重新入睡，但却是一种非常浅和低质量的睡眠。所以，设置一个合理的起床时间，听到闹铃响了，就赶快起床迎接新的一天吧。

**误区七：做梦说明没睡好。**

梦是我们精力、体力恢复的重要睡眠活动，每天晚上我们会有 1/4 左右的时间在梦中，只是有的时候因为睡眠较深，我们并不知道自己做了梦。如果刚巧做梦时被打扰醒了，你就会知道自己在梦里，甚至有的时候再入睡梦的内容会衔接上。所以有梦是正常现象，不用担心。

**误区八：安眠药吃了就上瘾。**

有些失眠患者长期使用安眠药助眠，有时甚至自行加大药量，导致药物依赖。也有些失眠患者因为害怕副作用坚决不吃安眠药。这两种做法都是不可取的。只有那些长期的失眠者（每周失眠超过 3 次，持续 3 个月及以上），医生才会建议使用助眠药物。此外，并不是所有的安眠药都有成瘾性，需要根据不同的临床表现在医生的指导下使用及减停。切忌盲目服用安眠药。

**误区九：午休时间越长越好。**

中国人自古讲究睡“子午觉”，可以看出午觉对于人们来说是养生、提神的关键。但这并不意味着午觉越久越好。如果午睡时间太长，到了晚上反而睡不着，久而久之就形成一种恶性循环，破坏人体正常的生物节律。一般中午睡 20 ~ 30 分钟即可。午睡时间超过 45 分钟会进入深度睡眠，醒后反而更加困倦。此外，午饭后不宜立即午睡，因为此时大量血液流向消化系统，大脑供氧量下降，此时入睡会引起大脑供血不足，发生脑血管疾病的风险增加。

**误区十：睡前运动能够助眠。**

适量的运动确实可以增加睡眠压力，促进入睡。但睡前 2 小时内的剧烈运动会使神经系统过于兴奋，从而加重失眠。适当的有氧运动如散步、快走、太极拳等可以促进睡眠。

# 服用精神科药物变胖怎么办

苗 齐

有许多患者在药物治疗期间向医生反馈：自从服用精神科药物后食欲大增，经常加餐，体重明显增加。那么，服用精神科药物会不会让人长胖？怎样减少这种影响？我们一起探讨这两个问题。

**1. 服用精神科药物会不会让人长胖**

有相当一部分精神科药物会引起食欲的增加和体重的增长，比如常见的心境稳定剂丙戊酸钠（德巴金）和抗精神病药富马酸喹硫平（思瑞康）、奥氮平、利培酮（维思通）。其机制现在有很多假说，比如多巴胺、5- 羟色胺、组胺等神经递质，它们在下丘脑本来就起到增加饱胀感、减少摄食行为进而对抗体重增长的作用。抗精神病药多为上述递质的受体阻断剂，在发挥药物本身效应的同时，不可避免地就会造成饥饿感和摄食行为的增加，进而引起体重的增加。所以使用一些精神科药物是会引起体重增加的。

正因为服药后体重明显增加，使得很多病友和家属有这样的疑问——药里是不是含有激素？这里所指的激素严格来讲应该是"糖皮质激素"，比如地塞米松。患者和家属往往谈激素色变。尤其"非典"之后，激素治疗后遗症得到了广泛的社会关注，使得激素的副作用被更加重视。在这里需要指出的是，抗精神病药中并不含有糖皮质激素。

**2. 怎样减少这种副作用**

首先需要明确的是，食欲和体重增加的副作用，并不仅仅影响外在的体型、体重，相应地也可能影响内在的血糖、血脂，长期而言也可能影响血压和身体健康的其他方面，造成代谢综合征。所以，对于这种副作用，我们需要在外在和内在两方面进行监测和处理。

对于外在的体型体重，我们建议定期监测体重和腰围（每 2～4 周一次），养成合理膳食、多运动的行为模式。因为摄入和消耗达到平衡，体重自然就不会无限增长，这也是控制药物所致体重增加的有效途径。因为病情或者药物产生的镇静等副反应，导致患者有时难以坚持饮食计划和运动，这需要毅力，也需要家属多鼓励、多支持、多陪伴。

对内在的血糖、血脂等指标，应注意定期复查血生化、血常规、心电图，必要时在医生的帮助下进行对症的药物治疗，防范药物引起的代谢综合征及其对患者长远生活质量的影响。

而对于药物本身，每种药物引起体重增加的程度不一样。即便同一种药物，在不同患者身上表现出来的副作用的程度也是千差万别。所以，当使用某些药物后患者出现体重增加时，药物是否需要调整，如何调整，有多种因素需要考虑。比如，体重增加是患者所服用的某种药物引起的还是因为患者服药后的行为模式导致的？目前的药物是否是不可替代的？换药的风险如何？选择另一种药物的潜在风险是什么？这些需要综合考虑，一定要在医生的指导下进行。

　　精神疾病是一类存在复发风险的疾病，但也是一类可以治疗和控制的疾病，需要长期用药，需要患者本人和周围亲友的正确认识和对待。对于病情得到平稳控制，已经取得了阶段性胜利的患者，虽然还存在一些副作用，有可能有复发的风险，但只要有正确的知识和积极的应对，相信这些只是生命的美丽风景中掠过的阴影，而绝非全部。

# 减重 APP 助力个案管理

李静静

　　个案管理工作中，在与案主制订康复计划时，结合现在的科技发展，通常会使用一些实用的 APP 帮助案主记录和管理，推动康复计划的进行。

　　案主安某用了"体重小本"APP 帮助记录和管理体重，取得了很显著的减重效果。这款 APP 的特点是：

　　1. 占手机空间小。存储占用 53.9 MB（图 3-2）。

　　2. 使用非常有趣、可爱、生动的形象（图 3-3）。例如，体重比前一天轻，显示笑脸；体重比前一天重，显示哭脸；体重连续几天增加，显示哇哇大哭脸，警示自己要加油减肥，起到激励自己的作用。

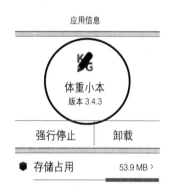

**图 3-2　"体重小本"APP 存储占用**

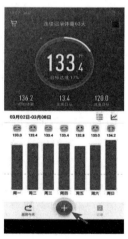

**图 3-3　"体重小本"APP 界面**

3. 可以显示线性图表展示减重的趋势（图 3-4），看起来更为直观。

4. 可以显示每天的具体数据（图 3-5），便于查找比对。

5. 还可以记录每餐食物及每天运动情况。使用方便，点击界面中下方的"+"（图 3-3），即可输入体重等内容。

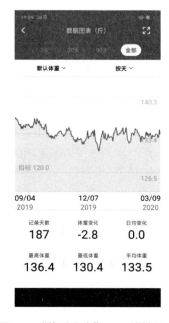

图 3-4 "体重小本" APP 线性图表

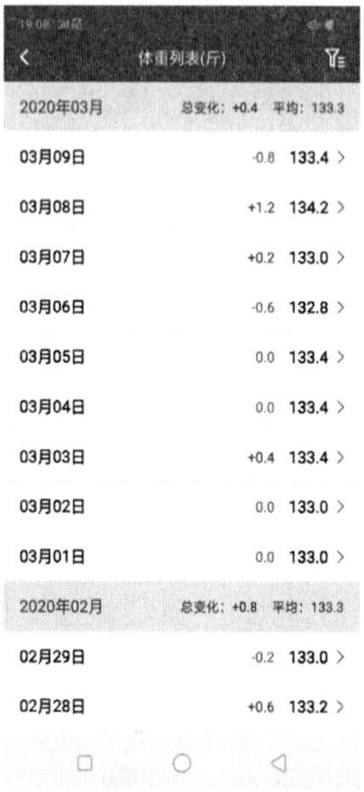

图 3-5 "体重小本" APP 具体数据

通过"体重小本"APP 的助力，安某用了 11 个月的时间，已经从最开始的 73.5 公斤减到了现在的 67.2 公斤，体重减轻了 6 公斤多。她的最终奋斗目标是 60 公斤。由于体重的减轻，一开始困扰她的脂肪肝在最近一次体检中消失不见了，成功减重的过程也增加了她的自信。

很多康复者在服用抗精神病药之后会出现体重增加的副作用，体重的管理十分重要。对于减重，管住嘴、迈开腿是最健康的方式。减重并不难，但需要耐心和毅力，在这个过程中运用减重 APP 的助力，会让康复者的减重之路更加清晰，增加动力，留有痕迹。

# 精神疾病复发的识别与应对
## ——记一次绿丝带志愿者线上活动

韩冬影

新冠肺炎疫情期间，北大六院绿丝带志愿者协会的志愿者们在康复中心工作人员的带领下坚持活动。大家通过微信平台一起交流，采用线上工作的形式继续开展志愿服务和培训。从 2020 年 3 月初至 9 月已开展 32 期，每次 1 个小时的主题讨论，大家各自发表自己的观点、经验，分享生活中的点滴，相互鼓励、相互促进，为各自的生活发挥了积极的作用。

本次的主题为"精神疾病复发的识别与应对"。带领者强调希望通过大家的交流分享，提高大家对预防复发重要性的认识，并学会识别复发早期表现及应对，维护自身健康，同时也积累更多预防复发的相关经验，便于今后提供给更多的病友。

**1. 分析复发原因**

大家分享了复发的经历以及复发的原因。有患者提到复发过好多次，最主要的原因是自行停药、减药；还有患者提到上学的时候觉得用脑困难，归咎于药物，擅自停药后复发了；也有患者觉得自己生活圈子太小，无所事事，太闲，自己老瞎琢磨，就容易导致复发，还会觉得家人都针对自己，但现在忙起来，积极参加志愿者活动和其他活动，不胡思乱想后复发次数减少了；还有作为家属身份的志愿者分享了自己的观察：擅自停药或减药、外界环境的变化、自我压力增大都会引起复发，有时候也是因为有波动才不愿服药或者减药，进而导致复发……

精神疾病的治疗过程中，最大的障碍是病情复发。擅自减药、停药，服药不规律，作息紊乱，遇到不能应对的压力事件等，都易引起复发，由于各种原因换药，也会存在波动的风险。

**2. 识别复发先兆**

精神疾病从病情稳定到复发之前，往往都有一个变化的过程，这段时间可能会出现精神和行为的一些改变，这些变化称为复发先兆。复发之前每个人的症状各有不同，即使同一个人每次复发的表现也可能不完全一样。

随后大家一起讨论了复发前身体各方面有可能发生的变化（预警信号），大致总结如下：

（1）睡眠改变

在复发之前很多人都有睡眠的改变，会出现入睡困难、早醒、多梦、睡眠不规律等，也会有人出现睡眠过多。

（2）情绪改变

情绪变得不稳定，表现为烦躁、易怒、紧张、恐惧，或变得悲观失望、焦虑不安等。

（3）行为改变

行为上会变得活动增多、无目的性，或活动减少、疏远他人、生活懒散，严重者甚至出现冲动、伤人、毁物等行为。

（4）进食改变

表现为食欲的减退或亢进、过量饮酒、不加控制地进食高热量的食物。

（5）"复写症状"再次出现

即既往发病时曾有的症状再次出现，敏感多疑、自语自笑、不承认有病、拒绝服药等。也是复发的重要标志。

**3. 总结防复发的经验**

复发对患者及家庭都带来很大的影响。大家纷纷提到复发后药量增大、作息紊乱、影响思维判断、需要再住院、不能维持很好的人际关系、花费大量的人力物力、增加家庭经济的负担、生活水平下降，等等。积极预防复发、总结防复发的经验在疾病康复的过程中十分重要。

（1）坚持服药

能清晰了解自己所服药物的名称、服用时间、剂量，自主服药。

（2）定期复诊

在维持治疗的前提下，定期复诊，在专业医护人员的帮助下，才能更好地预防和治疗精神疾病。定期就诊过程中建议固定一个医生看门诊，这样医生可以动态监测病情变化。定期复诊并不是我们简单理解的"定期开药"，治疗过程中遇到的任何问题都可以向医护人员咨询，寻求帮助。

（3）规律生活

保证睡眠时间，每天 7～8 小时；作息规律，正常饮食，注意饮食结构合理搭配；适量运动，保障身体健康，体力充沛；学会做家务，既可以帮助家人减轻负担，又可以丰富生活。

（4）应急预案

提前做好病情波动时的应急预案。将就医时所需要的所有物品放在一起，包括就诊卡、医保卡、门诊病历本、既往医院检查的报告单等。保存各家医院的门诊及病房电话、医生的联系方式、社区紧急求助电话、社区民警的联系方式、各家精神专科医院的地址、药物中毒急救医院的地址等信息。

（5）康复训练

在给予恰当的药物治疗的同时进行系统的社会功能康复训练，能有效预防疾病复发。接受康复或功能训练的患者，复发率和再住院率都显著低于未接受康复训练组。

# 双相障碍男性患者备育需考虑哪些因素

程　嘉

从医学上讲，双相障碍（双相情感障碍）男性患者生育主要考虑以下方面的因素。

**1. 病情因素**

患者疾病的稳定程度是首要考虑因素。稳定的病情对胎儿出生前后较为有利。相反，如果病情不稳定，在妻子孕前准备、孕期及胎儿出生后都存在一定影响。另外，如果病情不稳定，胎儿出生后父亲不但难以尽到有效的抚养责任，还对婴儿的成长，包括性格的形成等会有一定影响。所以我们建议最好病情稳定1年后再考虑要孩子，也需要根据既往病情复发的次数、病情波动特点如季节因素等考虑。

**2. 疾病遗传因素**

双相障碍的发病机制虽然尚不十分清楚，但是，目前倾向认为，遗传与环境因素在其发病过程中均有重要作用，而以遗传因素的影响更为突出。双相障碍具有明显的家族聚集性，其遗传倾向较精神分裂症、抑郁障碍等更为突出，遗传度高达85%，属于多基因遗传。遗传度高说明遗传因素所起的作用大。双相障碍患者近亲属患病概率高出一般人群10～30倍，并且血缘关系越近发病风险越高，发病年龄逐代提早，疾病严重性逐代增加。父母中若有一方患有双相障碍Ⅰ型（有明确躁狂发作病史，持续1周以上时间，对生活、学习、工作有影响），其子女患双相障碍的概率约为25%。若父母双方均患有双相障碍Ⅰ型，其子女患双相障碍的概率达50%～75%。因此，遗传因素是双相障碍患者生育时考虑的重要因素。

**3. 身体和年龄**

良好的身体素质和适合生育的年龄是备育的基本条件。

**4. 药物因素**

精神科药物，包括抗精神病药、抗抑郁药、抗癫痫药等对性功能和精液质量有不良影响，不同药物造成的影响程度不同。比如，抗精神病药可增加催乳素水平，降低睾酮水平，导致性功能障碍的副作用，包括射精功能障碍等。最明显的是氯丙嗪、氟哌啶醇、利培酮等，阿立哌唑和氯氮平作用较小。很少有研究提到抗精神病药对精液质量的影响。有研究显示，锂盐会增加催乳素水平，减少睾酮水平，从而影响生殖功能。抗癫痫药，通常会减少游离的或生物可利用的睾酮水平，对其他生殖激素产生不同影响。丙戊酸钠、卡马西平、奥卡西平降低精液质量。在临床上很多患者因为担心药物对精子质量的影响而停药备育，造成病情反复，需要特别慎重。可以在医生指导下，考虑调节药物剂量和种类，同时在生殖中心做精子质量和染色体的检测再准备备育。

　　当然，以上这些因素都是从医学上进行分析所得。现实生活中，具体到个人、家庭，需要考虑的可能远远不只这几方面，需要权衡利弊，慎重做出选择。

# 精神疾病患者病情波动拒绝就医时，家属怎么办

王天姿

　　精神疾病有易复发的特点，当患者病情出现波动，自身又拒绝治疗时，该怎么办呢？家属作为患者的监护人，常常陷入了这样的困境中。面对这种情况，有以下讨论。

　　当患者病情出现波动时，家属最好能时刻陪伴在患者身边。家属要了解病情波动的诱因，观察患者发生的变化，试图理解患者的困境，帮助患者处理因病情波动带来的学业、工作或社交上的困难，关心患者的日常生活如吃饭、睡觉等是否规律，协助患者完成自我照料。有些患者病情波动时，在症状的影响下，会出现一些不得体的言语和行为，比如在朋友圈发一些"难以理解"的言论，或穿着"奇怪"，或者跟人吵架、发生冲突等，在不知情的情况下，容易引起大家对患者的误解。待病情稳定后，患者对自己当时的行为感到内疚，增加了患者的病耻感。因此，在这种情况下，家属要注意保护患者，避免患者因自身行为造成伤害。

　　陪伴的同时，家属要评估患者是否处于危险状态，可以根据患者既往的患病经历及目前的表现进行评估。家属要观察患者是否出现自伤、自杀、冲动、伤人、外走等危险行为，或者这些行为出现的风险，比如有命令性的幻听、强烈的自杀观念等。家属要询问患者的想法、计划等，观察患者日常的行为，并结合既往发病时的表现，如果发现确实存在这样的危险，家属应尽快送患者接受治疗，必要时，也要考虑强制手段，避免患者受到意外的伤害。家属有时会担心送患者住院，待患者病情稳定后，患者会责备家属，影响家庭关系。确实可能会存在这样的问题。家属也得权衡各方面的利弊，无论怎么做，保证患者的生命安全是必要的。在这种情况下，建议家属能够和社区卫生中心保持联系，让社区医生有所准备。在家属求助的时候，社区医生能及时提供支持，协助患者住院。社区的工作人员也要考虑家属的意见，保护患者和家庭的隐私，不要贸然行动，惊动邻里。

　　如果患者在病情波动时，不是处于上述危险状态，家属还能做什么呢？既往前来咨询的家属的应对方式有以下几种：第一种方式是小心翼翼、默默忍受。很多家属担心患者的情绪再度受到刺激，不敢和患者正常交流，相处过程小心谨慎，做事情如履薄冰。整个家庭处于紧绷状态，像定时炸弹随时可能爆炸。这样维持的好处是当下不会有太多冲突，不足之处是有很多未知的隐患。第二种方式是直接跟患者

沟通。家属直接强调服药的重要性，转达患者比较信任的医生的建议，表达对患者的关切，引导患者规律服药。这种做法的好处是患者可能接受家属的建议，但也存在风险，患者有时全然不接受，情绪激动，和家人关系疏远，对家庭产生不信任。第三种方式是主动联系住院。这种方式虽然让患者接受规律治疗了，家属也担心患者非自愿住院的情况下产生二次伤害，容易导致患者记恨家属。

上述家属的各种应对方式各有利弊，难以有统一的答案。无论如何，家属需要了解患者不愿意就医背后的原因，即是什么妨碍了患者就医及寻求帮助，患者内心的想法和需求是什么。然后针对不同的原因，提供不同的帮助，促进患者接受治疗。

常见的原因是患者处于没有自知力的状态，对自身的疾病没有认识，特别是有幻觉或妄想等症状时，这些症状带给患者的感受十分真实。有患者康复后曾说过，在幻听的时候听到的声音跟平时听到真人说话的声音一模一样。这种真实感会让患者丧失对现实环境的检验能力，认为所发生的一切都是事实，而不是自身疾病所致。在这种情况下，尽管患者的表现不合逻辑，家属也不要就症状和患者争辩，也不要指责患者，而是肯定患者的真实感受，保持倾听，保持交流，了解患者当前所经历的一切，理解症状给他们带来的痛苦，表示愿意和患者一起面对困境。家属可以询问患者，家人怎么做能帮到他、减轻他的痛苦，也可以提供医疗建议。有的患者尽管不认为幻听是疾病，但也很愿意通过医疗手段消除幻听。

还有患者因病耻感不愿就医，担心就医后自己的病情为人所知，生活被毁掉了。家属要帮助患者认识到，这种情况是生病了，是疾病所致，精神疾病跟其他疾病一样，只是身体某些器官结构或功能出现异常所致。要接纳生命的不完美。同时，也要对生命的可塑性保持期待，相信生命修复的潜能，坚定地告诉患者这个病是可以治疗的。在亲人患病过程中，家属也要不断学习疾病知识，积累康复经验，从内心真正接纳疾病，才能帮助患者消除病耻感、恢复信心。

患者不愿就医可能也有一些其他的顾虑，比如恐惧精神科的住院环境，担心治不好、需要终身服药、药物治疗有副作用，承受经济方面的压力，或者担心就医耽误了学业、事业或人际关系，等等。家属要倾听患者内心的想法，了解患者不愿就医的原因，告诉患者有这些顾虑很常见，如果自己处于患者当前的情况下，可能也会有这样的担心。在患者感到被理解后，家属进一步有针对性地提供支持。家属也可以寻找其他患者信任的人，比如既往看病的医生、其他亲戚、朋友、老师、康复的病友等，让患者能从多方面来了解信息，重新建立新的认知，消除内心顾虑。

患者病情波动又拒绝治疗，对家属来说是极大的难题与挑战。总的来说，家属要多陪伴，多观察，多理解。如果患者出现自伤、伤人等危险状态，家属应尽快送患者就医；如果患者尚未处于危险状态，家属要了解患者不愿就医背后的原因，针对不同的原因，并结合当地的资源、家庭的情况和患者的病情特点，有针对性地提供帮助。当然，家属在面对这一处境的时候，也要关注自身情绪与身体健康。

# 高中风险精神障碍患者个案管理如何开展

耿 彤

建立严重精神障碍患者个案管理服务模式，落实严重精神障碍患者综合管理措施，为高中风险精神障碍患者提供精细化、个性化服务，积极消除安全隐患，提升精神卫生综合服务管理水平。

**1. 个案管理流程**

（1）服务团队组建

个案管理小组：各街道（乡镇）以精神疾病服务管理工作领导小组为抓手，按照属地管理原则，在现有由村/居委会干部、残疾人专职干事、社区民政部门专职干事、社区精神疾病防治医务人员（后简称精防医务人员）、社区民警等组成的个案管理小组基础上，联合精神科医师、精神科护士、全科医务人员、心理咨询（治疗）师、社会工作者等专业技术人员，吸纳康复协管员、志愿服务人员、患者家属等相关人员，进一步组建高风险和病情不稳定患者个案管理团队。

个案管理小组组长：由社区严重精神障碍患者管理监护小组研究指定，统筹协调个案管理小组成员根据各自的专业特长，分工合作，开展个案管理工作。

个案管理员：由个案管理小组组长指定，可以由精防医务人员、社会工作者或各类社区工作人员担任。

（2）纳入个案

个案来源主要依靠严重精神障碍患者信息管理系统获取信息，由个案管理员收集整理患者信息，接触、评估患者，并后续开展服务。

（3）评估

评估包括风险评估、精神健康、躯体健康、日常生活、社会关系、工作/教育领域、经济领域、居住领域、家庭领域等。

（4）目标与计划的制订

个案管理服务计划的制订需要患者、家属、个案管理员共同讨论、协商，并就存在的问题达成一致。康复目标包括长期目标、短期目标、每项任务由谁负责、任务完成日期等。

（5）计划的执行

个案管理小组每月定期召开会议，汇报每位患者的个案管理开展情况，研究商讨，调整个案管理计划，并做好工作记录。根据个案管理计划，个案管理员每周或定期访视患者，提供康复指导服务，追踪个案管理计划执行情况，做好工作记录。如果需要及时调整个案管理计划，个案管理小组组长及时组织召开个案管理小组会议，共同商讨决定。

（6）结案及成果评估

1）结案标准

对于中高风险个案而言，风险因素消除，并且在至少 6 个月的时间里，需同时符合以下条件，方可结案：

①危险性评估 0 级。

②服药依从性提高到 80% 以上。

③零监护或弱监护的患者得到了有力的监护，或者与个案管理小组成员建立了良好的关系，主动沟通近况和需求。

④重大或持续性应激性生活事件的影响得到改善或消除，或物质滥用得到有效控制。

⑤有严重药物不良反应或严重躯体疾病的个案，药物不良反应得到处理，躯体状况稳定。

⑥公安列管重点个案与个案管理小组成员建立了良好的关系，主动沟通近况和需求。

⑦近 6 个月内未再次入院。

2）结案工作要求

对符合结案标准的个案，需经个案管理小组会议讨论后，一致认可方可结案，并由个案管理员做好结案记录。

对于结案的个案，纳入基础管理，按照相关规范每季度提供随访服务，及时了解动态变化，必要时可再次纳入个案管理。

3）成效评估

运用 0 ～ 5 级危险性评估量表、简明精神病评定量表（BPRS）、社会功能评定量表（个人与社会表现量表，PSP）、患者和家属个案管理满意度等量表，在入组前、个案管理期间、结案后每隔 3 个月测评 1 次，从危险度、精神症状、社会功能、满意度等方面对个案管理效果进行评估。

**2. 工作中注意事项及常见问题**

个案管理员长期和患者及家属打交道，精神压力大，容易心力交瘁，因此需要定期接受督导老师指导和心理解压。患者病情不稳定时，个案服务过程存在一定风险，建议个案管理员协同团队成员一同提供服务。个案管理员在和患者建立关系的过程中，关系尺度把握不准确，患者会对个案管理员产生依赖、移情、妄想等，建议个案管理员定期接受精神专科医院的专家的督导和培训，逐渐提高工作能力。家属对个案管理工作的不理解，会导致误会产生，因此要求个案管理员掌握好良好的沟通技巧，及时化解工作中产生的矛盾和误会。在社区个案管理工作中，向患者及家属详细介绍个案工作，鼓励家属积极参与，发挥鼓励、监督、陪伴的作用。

**3. 小结**

在社区环境下，严重精神障碍患者的管理、康复、陪伴等工作任重而道远。严重精神障碍患者的管理工作，需要社区个案管理员细致入微，心系万家，以全人、全面、全程的理念开展个案工作；同时，社区个案管理员也是医院与社区的纽带，工作辛苦，责任重大。严重精神障碍患者的管理水平是体现一个国家精神卫生服务综合能力的重要指标，也指引着未来精神卫生工作的发展方向。

# 第4章 心理康复技术

## 如何提高心理健康的免疫力

程 嘉

什么是压力管理?

我们经常把人们在日常生活中承受压力比作水桶里盛水,工作紧张、与同事关系不和、面临考试……就像一瓢瓢水,倒进水桶里。如果这个桶没有出口,水位会逐渐上涨,最后会溢出来。这就如同我们在生活中出现紧张、焦虑、发脾气、失眠的症状。但如果桶底有几个洞,即健康应对策略,我们就能让水桶里的水保持在可控范围内,不至于溢出来。倾诉、运动、接受心理咨询等应对模式有利于减压,而暴饮暴食、吸烟、酗酒、沉迷网络等不良应对模式则会恶性循环,导致压力"越减越大"。这个道理说来简单,但是在现实生活中就经常容易"犯糊涂"。

有位父母带孩子来就诊。孩子上高二出现抑郁症状,对学习没有兴趣。经详细了解,孩子升入高中后学习紧张,每天早出晚归。家长为了能让孩子有更多时间学习,特意在学校附近租了房。但询问孩子的体验,才知道孩子并不高兴。因为搬了家,一起上下学聊天的伙伴没有了;搬家后家里电器也少了,看不了电视节目;同学家长也怕耽误学习时间不让同学和自己一起看电影;新搬的小区楼下就是复习补课班,妈妈经常和辅导老师谈如何让孩子提高成绩……一方面不停往水桶里灌水,另一方面又把出水的口给堵住了,难怪孩子健康出了问题。所以在日常生活中,我们应当经常检查一下自己的压力状态,不要等到水溢出来,才去应对。

那么,哪些是积极的应对策略?如何提高心理健康的免疫力,预防精神心理疾病呢?我们说提高躯体健康水平,就要提高免疫力,这样即使有病菌也不会得病。预防精神心理疾病,也要提高心理健康的免疫力。在工作、学习之余需要重视以下几点。

第一,兴趣爱好。如下棋、户外活动、喝茶、听歌。多培养自己的兴趣爱好,能让自己在紧张的生活中有放松的机会,做到张弛有度。

第二,家庭和睦。家人的支持、关心起到很好的心理减压作用。营造轻松、愉快的家庭氛围。冰心曾说过:"家"是什么,我不知道;但烦闷、忧愁,都在此中融化消灭。

第三,体育运动。要有自己喜欢的运动项目。很多咨询者反映,运动后出一身汗,特别放松。瑜伽和冥想练习对放松身心很有帮助。

第四,人际关系。压力大时要有能倾诉的人。同学、朋友能相约一起活动,能分享忧愁和快乐。放学、下班后一起喝茶、聊天,烦恼消失了。

第五，身体健康。有健康的起居生活习惯、饮食习惯。健康的身体会带来活力。

第六，积极心态。塞翁失马，焉知非福。我们要经常调节自我，以积极的心态面对生活中的变化。凡事发生都有积极的因素，最重要的是如何利用发挥好优势因素。即使没有成功，我们也要从失败中总结经验，没必要沉溺于挫折情绪，而放弃了学习的机会。

第七，经济基础。勤俭节约，积累经济基础，也是让自己获得生活安全感的基本因素。

做好这些，对提升自身心理健康的免疫力会很有帮助。当然，早期识别心理亚健康的信号，如失眠、烦躁、情绪不稳定，积极寻求帮助也是非常重要的。

# 康复期的心态调整和自我放松训练

姚贵忠

小白最近的情绪有些波动，主要原因是由于前段时间小白所在的社区招了两名残疾人协管员。小白以前工作过近 10 年，半年前又经常在社区居委会帮忙，本来居委会准备招聘小白的，但由于小白不清楚政策情况，一直没办残疾证，而这次招聘只招残疾人。那两位都是精神残疾（精神分裂症），其中一名过去几乎没工作过，另一名从未用过计算机。错过了这样一个好机会，小白心里难过极了。小白这个人比较要强，情绪不好时，越想就越难受，无法排遣，有时就跟父母发脾气，要不然就睡觉。但睡觉多了会发胖。小白父母六七十岁了，每次发脾气，他们都被折腾得筋疲力尽。小白一方面心疼害怕，另一方面又控制不住自己，这种矛盾的心情无法解脱。

残疾人就业也存在如此残酷的竞争。小白已经有在街道居委会工作的经验，能力也比其他两位精神残疾人强，没有得到这份工作确实令人难过，这种情绪反应是很正常的，完全可以理解。关键在于，如何用一种适当的方式舒缓自己的不良情绪。

如果我是小白，我会这样想：

1. 在这件事上，我是很倒霉，但这是怎么发生的呢？不能怪居委会，更不能怪另两位残疾人，只能怪自己不懂政策，没有及时办残疾证。

2. 这件事什么能改变，什么不能改变？政策变不了，人选变不了，能变的只能是自己对这件事的态度——不恨他人，也不恨自己，接受现实。

3. 既然如此，何不想想积极的一面？比如，塞翁失马，焉知非福；或者学着为"同为天涯沦落人"的"竞争对手"喝彩；或者就此机会，学习如何有效地管理自己的情绪。

4．我能做什么？用行动代替思考，替代不良情绪。要学会对自己的行为负责，用独立生活的标准要求自己，自己解决自己的问题，不影响别人的生活，特别是亲人。积极地做一些有益于自己，也有益于他人的事，比如做家务、学习、锻炼等。

如果"道理都明白，就是身不由己"，我推荐一种静坐放松术：

在一个安静、舒适的地方，找一把直背的椅子。它可以帮助你把腰挺直，并支撑住背部及头部。接着，坐在椅子上，让屁股顶住椅背，双脚略微前伸，超过膝盖，双手放在扶手或膝盖上，尽量让肌肉放松。闭上双眼，吸气时在心中默念"1"，吐气时默念"2"。不要故意去控制或改变呼吸频率，要很规律地吸气、吐气。如此持续 20 分钟。

要注意：

1．最好在每天起床后和晚餐前各做 1 次放松。

2．静坐时，头不要垂下来，要放松地挺住或者靠在长背的椅背上。因为垂头会使得头部和肩膀的肌肉绷紧，不能达到放松的效果。

3．静坐时人体处于很低的新陈代谢状态，最好把电话关掉，不要让突然的电话铃声惊吓到你。

4．有时你会想到很多杂事，无法长久地专心注意呼吸，这是正常现象。当你分心时，不要认为自己做错了事，只要恢复到吸气时默念"1"、吐气时默念"2"的状态就可以了。

5．不要在饭后静坐，因为静坐是希望血液能在全身流动，遍布四肢，而饭后很多血液流向胃部，全身循环差，影响放松效果。

6．静坐完毕时，要让身体慢慢恢复到正常状态。先慢慢地睁开眼睛，看房间里的某个定点，再把目光慢慢移向其他地方。然后做几次深呼吸，伸伸懒腰，再站起来。

静坐可以减低焦虑，增加自己的内控程度，而且在面对压力时，有更多的正向感受。建议每天重复 2 ~ 3 次，定会感觉大有收益。如果这样做几天之后仍然无效，就只好借助药物了，具体的药物调整方法请到门诊咨询。

# 识别、监测与应对压力

李静静

每个人生活中都有压力。压力分为正向压力和负向压力。正向压力是有能力处理的，自己选择的，有一定可控性的，朝着积极的结果工作的或者感到愉悦的压力，它增加了对生活的期望和激情。负向压力是对结果缺乏或者没有控制，它可能是意外或者期待之外的，后果是消极的。

精神疾病患者在康复中学会积极地应对压力非常重要，它能帮助患者保持病情稳定，预防复发，提高生活质量。应对压力有几个重要环节，下面以案主房某为例展示这几个环节。房某是 45 岁女性，诊断双相障碍，病程 8 年，发病后未继续工作，在家中能照顾自己，并且能料理家务、照顾老人，性格小心谨慎，不善于管理财务。

**1. 识别压力情境和早期预警信号**

压力情境是指感到有挑战的情境。之所以称压力情境是因为这些情境引起的压力可能会增加疾病发生的可能性。比如，房某的压力情境是做一些以前没有做过的事情、准备考驾驶证、支出超过收入（房某发病时曾陷入债务危机）。压力情境因人而异（表 4-1）。

**表 4-1　房某的压力情境及早期预警信号**

| 压力情境 | 早期预警信号 |
| --- | --- |
| 做一些以前没做过的事 | 忙乱、丢三落四 |
| 准备考试（考驾驶证） | 着急、易与人争论、易激惹 |
| 支出超过收入 | 多疑、睡眠不好、多梦（不好的梦） |

早期预警信号指显示有患病风险的最早信号。早期预警信号发生在每一段发病之前。比如疲惫、难以集中注意力、免疫力降低、难以解决问题或做决定、胃口改变、睡眠改变、心情改变等。房某的早期预警信号是有压力时会忙乱，做事丢三落四，容易着急，易激惹，容易与人争论，多疑，睡眠不好，多梦，而且容易做不好的梦。当出现这些信号时就要引起注意，积极寻求家人和医务人员的帮助。疾病预防的目的就是意识到压力情境的发生、注意早期预警信号，同时，实施适当的策略来减少发病的可能性。

**2. 监测日常压力**

每天监测日常压力的目的是防止压力随时间的推移而堆积。如果没有注意监测日常压力，身心就有可能受到压力堆积的影响。当在做一件事情时，要思考这件事是增加了你的压力，还是减少了压力，还是没有改变你的压力等级。在监测日常压力时，可以回想最近一天或者一周的活动，并记录下来：我当时在哪里，发生了什么，我是如何应对的，我的感受如何，有什么压力迹象，这项事件有多重要。

如表 4-2 所示，房某最近有两个压力事件。第一个是在银行，父母要以她的名义买一个储蓄类保险。案主一开始拒绝，因为案主以前一个人生活时曾欠了很多外债，这也是导致案主发病的一个诱发因素，而且现在这些钱也不是案主的。案主当时的感受是害怕自己在疾病状态不好时把钱取出来花掉，对自己而言这些钱是沉重的负担。压力迹象是心情感觉沉重，想拒绝这件事，不想接受。这件事对案主来说重要程度评分是 9 分（满分 10 分），通过评分可以看出这件事对案主的影响很大。第二个压力事件是在家里，发现妈妈的一个手指淤青。应对方法是查网站、查书了解信息。当时的感受是很紧张。压力迹象是变得很唠叨、话多。这件事的重要程度是 10 分，可见案主对父母身体是非常关注的。

表 4-2　房某记录的日常压力

| 我当时在哪里 | 发生了什么 | 我是如何应对的 | 我的感受如何 | 有什么压力迹象 | 这项事件有多重要 |
|---|---|---|---|---|---|
| 银行 | 爸爸妈妈要以我的名义买个储蓄类保险，5% 回报（因为他们年龄太大不能买） | 我一开始拒绝（因为自己以前管理财务失败过，而且也是爸爸妈妈的钱，不是我的） | 我怕自己把钱取出来（状态不好时感觉心里有个沉重的任务） | 我当时直接的反应是立刻拒绝，不想接受 | 9 分（父母希望培养我管理财务的能力，对我的康复表达出信任） |
| 在家 | 妈妈一个手指突然淤青 | ①查阅网站和书籍关于"手指淤青"的信息；②与门诊医生、个案管理员、姐姐交流 | 紧张 | 唠叨 | 10 分 |

### 3. 应对策略

监测到压力事件以后，可以思考自己用来减轻压力的策略，根据这些策略的有效程度为它们打分。比如房某担心自己和父母的身体健康，采用的方法是向自己的门诊医生和个案老师倾诉，跟姐姐微信交流，案主认为这些策略的有效分数是 10 分（满分 10 分），那么这些策略就可以继续充分使用（表 4-3）。

表 4-3　房某的应对压力策略

| 哪些你现在使用的策略是没有帮助的？例如，孤立自己，将自己的担心守口如瓶等 | 那么更有帮助的策略是什么？例如，和自己信任的人交流，用笔写下自己的担心等 |
|---|---|
| 过于关注自己、爸爸、妈妈、弟弟身体情况，让自己很紧张，周围人也很紧张<br>对与自己无关的事过于关心 | 和个案老师每周沟通，学会正确处理家人之间的关系<br>情绪变化大可以找主治医生（耿医生）加减药 |

在应对策略中还要考虑哪些策略是没有帮助的，例如孤立自己，将自己的担心守口如瓶等。在这一条中房某写到自己过于关注自己和父母的身体健康，让自己很紧张，周围人也跟着紧张。比如房某感冒了，一天中频繁监测体温，自己很紧张，父母也受房某的行为影响，表现得很紧张。那么更有帮助的策略是什么？例如和自己信任的人交流，用笔写下自己的担心等。房某写到更有效的方式是跟个案老师每周沟通，学会疏导紧张情绪、正确处理和家人之间的关系，身体和情绪有变化时可以和门诊医生沟通，调整药物。同时，要继续监测新策略的有效程度。

很多人在面临压力时往往很难早期发现，没有积极采取有效策略。压力一旦累积到自己不能应付时，往往出现病情的波动。以上识别压力、监测压力和寻找积极策略的方法，能够帮助患者学会合理地应对压力，稳定情绪，有效防止疾病的复发。

# 职场压力管理

伊亚平

人生不如意事十之八九。生活在竞争激烈的现代社会，每个人都要面对工作、生活、学习和感情等多方面的压力。沉重的压力会导致人们情绪不良，工作效率下降，生活质量降低，甚至引发疾病等不良后果。那么，在职场工作的康复者如何面对压力，管理情绪呢？

首先，我们要清楚压力的来源是什么，一般有五个方面：①升职、加薪不顺利；②新人的冲击：新人不但年轻，精力旺盛，有工作动力，而且拥有更高的学历，掌握新技能快；③工作量大：不少人背负着不堪重负的目标、计划和指标；④老板要求苛刻：老板对下属要求完美；⑤职场人际关系复杂。

其次，面对压力，怎么做才能有效地缓解呢？这里有几个方法不妨试一试。

**1. 日常减压**

在日常生活中，要懂得向家人朋友倾诉，注意休息，每天适量运动，任何事情不追求完美，多培养一些兴趣爱好，享受生活，享受工作家庭带来的快乐。

**2. 生理调节**

深呼吸，逐步放松肌肉，以充足完整的睡眠来增加精力和耐力。

**3. 提升能力**

缓解压力最直接的方法就是了解自己不确定的因素，想办法提高自己的能力，逃避是解决不了问题的。

**4. 活在当下**

为明日做好准备的最佳方法是集中自己的所有热忱、智慧，把今天过好。

**5. 加强沟通**

积极改善人际关系，特别是要加强与上级和同事的沟通。压力过大时要寻求协助，不要试图一个人把所有压力承担下来。同时，压力到来时，还可以主动寻求心理援助，如和家人朋友倾诉交流等积极应对。

**6. 时间管理**

进行有效的时间管理，不要让别人的安排左右自己，自己安排自己的事。

**7.** 工作是工作，不要把工作带到生活中去，学会享受生活，享受工作。

**8.** 记得定期放空自己，享受美好的一天。

总之，人人都能从容地面对压力，需要做的只是改变一下看问题的角度，学会一些放松自己的方法。掌握了正确方法，人们就能够渡过压力和情绪纷扰的难关，让疲惫的心灵从此充满激情与活力。

# 生活中如何减压

伊亚平

每个人都希望生活健康、快乐、有意义，可是我们在日常生活中无法避免会遇到不同的问题和挑战，这产生了不同程度的压力。在面对压力时，有些人能够转换成动力，投入生活中；有些人却因为压力而影响情绪及健康，继而影响人际关系、工作、家庭。

一般认为，出国生活是让人羡慕的事情，但事实可能不像我们想象的那么简单，我们会面临不同的压力。最近接触一位案主小 A，为了和家人团聚选择出国。小 A 出国后遇到了很多问题，比如口语没有那么好，日常生活中沟通没有那么顺畅；社交生活改变，周围没有朋友；经济上，没有收入来源，消费水平很高；工作上，国外竞争也比较激烈，找不到适合自己的工作。最后一系列的压力导致小 A 被迫回国。因此，认识压力、学习怎样面对压力和调适压力是重整生活及提升生活质量的重要一环。

**1. 压力的正面和负面作用**

有些人认为压力是不好的，所以选择逃避压力。但其实压力也有正面的作用。适量的压力是成功的推动力。例如小 A 回国后努力学习口语，日常生活中可以和人顺畅地交流，重新学习自己的专业知识，为再一次出国打好基础。所以压力可以激发我们的潜能，促使我们进步。不过如果压力太大，则会产生负面作用，影响身心，出现躯体及心理的不适如头痛、头晕、呼吸急促、心跳加快、流汗、焦虑不安、慌张、自卑、逃避、失眠、食欲不振，以及吸烟、药物滥用、自我伤害行为等。

**2. 面对压力，如何调节自我**

那么压力产生负面作用的时候我们需要如何调节自我呢？

要培养积极的思维方式。当压力来临时，相信很多人也试过"钻牛角尖"，这样就堕入了思想的陷阱。这些思想往往没有事实根据且过于负面，反而令我们内心冲突，增加心理压力。因此，我们应该培养积极和理性的思想，维系愉快的身心，减低个人的心理压力。以小 A 为例，他可以：①肯定自己；②根据现实，小 A 在国外待不下去了，了解一下有哪些因素导致自己生存不下去；③灵活变通，可以回国发展；④合理预测，自己回国是很现实可行的办法；⑤正面思考，明天会更好，对未来不抱有过高期望。

**3. 如何减压**

当我们遇到问题又不能解决时，便会感到压力很大。所以有效地解决问题能大大减少压力。因此提升解决问题的能力，并累积解决难题的经验，有助于我们面对将来可能发生的类似的问题。我们以小 A 为例，详述解决问题 6 部曲：

（1）认清问题所在，把问题具体化

小 A 的问题是：口语不好，不能在国外找到合适工作。

（2）提出替代的解决方法

①留在国外，好好练习口语。

②找一个兼职，放低工作要求。

③放弃在国外生活，回国找个合适工作。

（3）列举及权衡每个方法的优点及缺点

比如选择①，优点是有环境练习口语，缺点是要多花钱。

（4）做合理的选择

小 A 选择了③，因为最能有效解决问题。

（5）付诸实行

回国生活。

（6）检讨成效

如③未能解决问题，可能要尝试其他方法。

通过本文，希望大家能认识压力的源头，了解压力的正面和负面作用，积极发挥压力的正面作用，及时调节压力所带来的不良反应，找到有效解决问题的办法减少压力，使我们的生活更积极和快乐。

# 如何更好地认识压力，付诸相应的行动

韩冬影

在个案交流中，案主有时会说："我最近感觉不好，没有精神，做事不能集中注意力，总感觉身体哪里不舒服，不愿意跟家里人沟通。"让其具体说明情况时案主又一时不知该从何说起，只是明显感觉自己状态不好，说不清楚是因为什么。

当案主有这种诉求的时候，可以用这样的小工具（图4-1），帮助案主梳理生活当中影响自己的事情，更好地理解为什么会有这样的体验。

沟通中，可从以下五个方面——健康、工作、社交、经济、家庭，与案主探

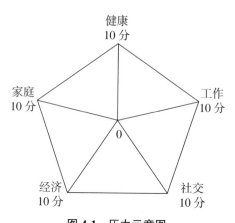

**图4-1 压力示意图**
可与案主在接触中共同完成

讨其目前的状况，了解压力情境，引导案主在主观感受上为该领域的状态打分。0分为完全没有，10分为最高。并思考为什么会有这样的感受，目前是什么状况。再根据自身情况标注出该领域的评分点，最后将各个点连接起来，面积大的部分即为压力大的领域，直观、形象，一目了然。

以健康领域为例（图4-2），压力方面王某打了8分，与他进行探讨。

**1. 评估压力程度，了解案主如何识别压力，对其目前有何影响，自身有什么样的感受**

案主反馈情绪方面会感觉到烦躁、担心、紧张；躯体方面感觉到心跳加速，担心自己会不会生其他方面的病，患了这个病之后跟别人不一样，不知道什么时候才能好，会不会影响以后的生活，还没有结婚也没有男朋友，对方会不会在意生病的事，会不会对下一代有影响，等等。现在还有强迫的症状，特别怕脏，好多事都不敢做，非常敏感，特别在意别人的评价，等等。

**2. 与案主探讨如何看待理解这样的情况，自己的目标又是什么**

引导案主认识到人都是有压力的，适度的压力可以转化为动力，但压力过大容易被压垮。所以当感到压力大的时候要做适度的调整，做一些减压的练习。针对健康领域，案主希望自己的痛苦感受能够降低，能够对疾病有正确的态度，希望自己能够付出行动。

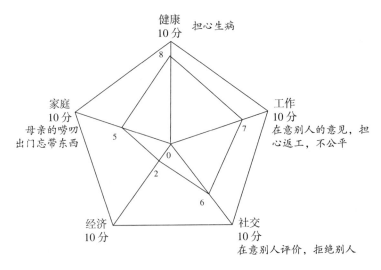

**图 4-2　王某的生活压力示意图**

### 3.　一起协商制订行动计划

对疾病的态度方面，向案主做心理宣教工作。可推荐其关注健康科普的微信公众号，多了解一些疾病知识，并向其介绍病友间沟通分享经验的平台，感受同伴间的相互支持。

了解案主既往生活中喜欢做的事情，哪些能达到减压效果，是否有成功的经验可借鉴。例如，案主之前特别喜欢运动，在健身房办了会员卡，且感受到运动之后带给自己的身体放松、精神放松的状态，每周大概能去两次。但近期因为状态不好没能坚持。要肯定案主的感受，即运动对改善情绪大有帮助。建议案主重新恢复运动，也可尝试正念练习，对当下的状态做体察、觉察，打开一种新的生命视角。

以上是针对案主一个领域（健康领域）的情况进行探讨，如果需要可在其他方面一一展开讨论。

综上所述，当案主不能很好地察觉、清晰地表述目前状态的时候，不妨用这样的小工具加以引导。

# 如何控制愤怒

廖金敏

愤怒是无法回避的情绪，学习如何管理尤为重要。管理愤怒情绪可以从识别愤怒、接纳愤怒、设定限制、了解需求、表达愤怒等方面入手。

**1. 识别愤怒**

我们每时每刻伴随着不同的情绪，愉悦、兴奋、伤心、难过及愤怒，等等。在这些情绪中，我们要学会识别出愤怒情绪。识别愤怒是我们管理愤怒的第一步，也是很重要的一步，只有识别出这种情绪，我们才有可能在愤怒失控之前有效地管理它。当这种情绪来临时，我们可以放慢自己情绪处理的速度，先只需静静地去体会它，认清它的模样，记住它带给自己各方面的变化。比如，愤怒来临时，我们的心情如何，是生气、怨恨、被激惹还是恼羞成怒；我们脑子中的想法是什么，想指责别人、报复别人还是责备自己；同时我们身体发生怎样的变化，可能是脸色发红、坐立不安、呼吸加快、心跳加速、咬牙握拳等。我们觉察出这些变化并记住，当它们再次来临时，告诉自己，我的愤怒情绪来了。

**2. 接纳愤怒**

愤怒是一种常见的情绪，也是一种原始的情绪。早在婴幼儿时期，限制他们探索外部世界时，婴幼儿就会出现愤怒情绪，这种情绪几乎会伴随我们一生。愤怒出现的时候，我们没有办法阻止它，但我们可以接纳它。接纳我们目前的处境和情绪，这是心理和身体此时此刻本能的、真实的反应，如同感冒了会发热、咳嗽一样。无论怎样，不批判，不对抗，不与它发火，也不要自责，全盘接纳自己当下的状态，去拥抱真实的自我。接纳并不意味着让步，而是不和这种情绪纠缠在一起，以旁观者的角度来重新对待它，允许它出现，并试图和它共处一段时间。接纳愤怒就能让我们在一定程度上控制愤怒，减轻来自情绪的压力。

**3. 设定限制**

我们无法阻止愤怒情绪的出现，但要避免它被破坏性地表达。愤怒的情绪会使我们头脑中出现暴力想法。当我们沉浸在这种想法中，会去做惩罚他人或者自己的行为。愤怒的情绪或者想法不会伤害任何人，但它带来的行动会伤人。所以，我们要给自己设置限制，要把想法和行为分开。无论如何，不能伤害自己和他人，不能破坏公共财产，这是不可逾越的底线。如果出现类似情况时，提醒自己，不能打人，不能砸物。也要告诉自己，做什么是允许的，比如深呼吸、奔跑、打沙袋及枕头等。我们不能控制他人的行为，但我们可以控制自己的选择。

**4. 了解需求**

愤怒背后的核心往往是我们的需求没有被满足。当我们感到愤怒的时候，我们会条件反射式地去分析他人过错，批判他人，这样会越来越生气。但如果我们能静下心来想一想自己什么感受和需求没有被满足，试图去体贴和关爱自己时，我们便不再生气。比如对方说了一些难听的话让我们产生愤怒情绪，如果我们一心想着"我生气是因为他们骂我"，那就会越来越责怪他们，想去惩罚他们，但是如果我们能体会到"我生气是因为我需要被尊重"，我们就开始关注自己、关爱自己，愤怒就会减轻。同样，当我们发现对方愤怒的时候，我们试图去体会他有什么需求没有被满足。一旦我们意识到他的感受和需求，我们就会发现彼此相同的人性，我们对他也会多一分理解。

**5. 表达愤怒**

我们不仅要避免躯体的暴力，还要避免言语的暴力。当我们要说出自己的愤怒时，采取谩骂、诋毁、嘲笑、揭短或当众出丑等方式会使情绪升级。有时精神伤害比肉体伤害更难愈合。合理表达愤怒，要有意识地使用语言，在充分了解自己的需求后，真诚地表达出来，并进一步提出具体请求，看看希望发生哪些行为帮助自己满足需求。比如"我生气是因为我需要被尊重，我想多一些时间和你聊一聊"。此时，愤怒已经转换成需要、情感和建设性的行为。

愤怒并不是洪水猛兽，而是我们常见的、无法回避的情绪。管理愤怒情绪是主观有为的，可以通过不断的、有意识的练习来提高我们情绪管理水平，促进心理健康。

# 面对治疗效果不佳、丧失信心的患者，该怎么办

王天姿

小 A 是一位精神分裂症患者，病程 10 年，治病过程很曲折：

最初经过正规途径就医，效果不满意，遂擅自停药，家属也赞成找别的途径治疗，包括中医的中药、针灸，一些医疗器械的物理治疗、民间的推拿，也找"民间大神"看过。一番折腾，好几年过去了，病情依旧没有变化，人、财、物也损失不少，家属和患者的脸上都增添了几分沧桑与憔悴。无奈之下，家属又找回正规专科医院，咨询孩子到底该怎么治疗。

通过小 A 的就医经历，似乎看到很多家庭为治病而奔走的艰辛历程：停药、乱投医、受骗、绝望……这些过程中的艰辛可能是旁人很难体会到的。那些选择看起来并不明智，却有很多家庭在重复地走那些弯路。作为助人者，需要首先看清，问题主要集中在两个方面：如何帮助患者规划正确的治疗途径，如何帮助患者恢复治疗的信心。

在个案管理访谈中，可考虑从以下几方面入手。

**1. 调整好沟通前的心态**

作为助人者，首先对患者和家属抱有接纳的心态，避免指责与批评，理解整个家庭为治病产生焦急的情绪和盲目的选择，摒弃自己的负面情绪，这样更有利于和患者沟通。

**2. 了解患者病情反复的原因**

梳理疾病复发的因素，如服药治疗的依从性、季节交替等敏感时间的影响、是

否存在潜在的社会心理因素（家庭、社会等支持因素情况），总结疾病复发的早期信号等，帮助患者建立良好的就医及服药习惯，培养对疾病早期信号的判断能力等。

### 3. 回顾并总结患者是否选择了正确的医疗途径

患者和家属往往对西药存在一些认知上的偏差，不希望使用西药。首先要深入了解患者不用药的原因，一般可分为以下几种情况：一是副作用的影响，担心躯体反应影响正常生活、担心药物对肝肾等器官造成影响、看到药物说明书中的副作用后产生恐惧抵触心理等；二是认为药物不起作用，或是没有等到药物发挥其作用；三是不愿意接受长期甚至终身服药的事实。综合上述原因，患者和家属往往想通过寻求中药、"大仙"的帮助达到"根治"的效果，结果可想而知，不仅耽误治疗进程，浪费了很多精力、时间、金钱，还浪费了任何东西都弥补不了的情感和希望。

上述对认知偏差的干预不是一蹴而就的，需要慢慢渗透。例如可以给患者讲解，西药在投入使用前进行了大量的科学对照实验，安全性是有保障的；基于药物停药与复发率的关系强调停药的危害，可以摆数据或形象生动地举例讲述（将人脑比作红苹果，得精神疾病就好像被虫子咬了一口，而不断复发就像是这块创面不断地扩大，最终只剩个苹果核），启发患者和家属思考药物治疗以及寻求正规专科医院治疗的必要性，避免因为盲目迷信"根治法"而上当受骗。

### 4. 引导患者和家属转移关注点，从只关注疾病慢慢地转移到更多地关注生活

疾病降临到一个家庭确实是很不幸的事件，后期的治疗过程也是一条漫长而艰辛的路。全家的焦点容易倾注于患者身上。治疗早期家人往往可以积极面对，全家人团结在一起。但随着时间的推移，尤其是在病情的控制并不尽如人意时，作为家属，将精力完全耗竭在如何帮助患者消除病症上，往往有挫败感，且没有自己的生活，找不到快乐。这种负性情绪很容易传染给患者，加剧了患者与家属的矛盾，使家庭中原本的支持力量耗竭殆尽，整个家庭都沉浸在烦闷与痛苦之中。如何引导患者和家属跳出这种恶性循环的怪圈，增强应对疾病的信心，则显得尤为重要。

当整个家庭以"全人"的视角看待患者时，疾病只是患者的一部分，生了病不代表就永远带着"病人"的帽子生活下去。让患者与症状共存，恢复患者的社会功能，让他看到更多的希望。利用优势资源，看看患者能做什么，与只看到患者的疾病和不足相比，结果是完全不一样的。鼓励和陪伴可增强患者的价值感，使其自信心油然而生，这对恢复社会功能及减少疾病复发也是大有裨益的。

### 5. 看到同伴支持的重要性

有过共同疾病感受的人最具说服力，他们康复的经验弥足珍贵。当看到恢复好的同伴站在大家面前的时候，对于家属和患者而言本身就是一种鼓舞。如果能够与同伴讨论交流，听取治疗和康复的经验，这种同伴之间的相互支持对于患者建立治疗的信心能起到很大作用，让他们相信自己即使目前正在经历挫折，未来也一样可

以康复。

#### 6. 介绍相关疾病和康复的资源

给病情反复、丧失信心的患者及家庭提供相应医疗和康复的资源，通过一些社会平台让他们感觉到社会归属感，是预防后期衰退的一个很重要的措施。患者现在还有积极治疗的心态及回归社会的欲望，如很多患者在团体活动中尚可感受到愉悦。而一旦再过几年，若他们感受到被社会抛弃、被边缘化之后，他们或许就不再有这样的欲望了。因此，向患者介绍相应的资源和平台，让他们去了解疾病知识，在与他人的接触中感受快乐及吸取经验，逐渐建立归属感和价值感，都是很重要的工作。

总之，无论患者处于什么样的阶段，都要以接纳的态度去面对。即便他们走过很多弯路，对疾病和治疗存在一些认知上的偏差，至少在个案管理中愿意分享这些经历，本身就是值得肯定的。对待患者、家属，要抱着助人者的姿态，切忌上来就批评指责，而应给他们倾诉的空间、耐心的陪伴、源源不断的知识及各种资源。相信患者会重新振作起来，走在康复的道路上。

# 走出抑郁症的法宝之思维策略

徐建芳

抑郁是一种情绪低落的状态，抑郁症是显著而持久的情绪低落。抑郁症主要表现为心情低落、兴趣不高、乏力懒动、茶饭不思、悲观失落、自卑自责等，甚至对一切绝望，有轻生的念头和行为。抑郁症病因比较复杂，遗传因素、性格及生活的压力和创伤性事件均参与其中。每个人都会有情绪低落的时候，短暂和轻微的情绪低落无须关注，如果达到抑郁症的程度，则需要治疗。抑郁症的治疗主要是药物治疗和心理治疗。心理治疗中，最常用的方法是认知行为疗法（CBT）。它是一种通过认知和行为的改变来缓解抑郁情绪的有效方法。

什么是认知？认知是我们对自己及周围人事物的看法和评价。一个人的情绪怎么样，并不取决于发生了什么事情，而是在于他对事情的看法。当遇到事情后，我们未经思考便出现在我们脑海里的想法称为"自动思维"。它是一种会引起情绪反应的想法。积极的自动思维可能导致积极的情绪，消极的自动思维可能导致消极的情绪，比如，你觉得自己不如别人，就会感到失落。消极的自动想法一旦开始，就很难停止，想法和情绪形成恶性循环，感觉越来越糟。

#### 1. 识别自动思维

抑郁的人存在一个负性的认知三角，即对自己、未来和世界都是负性的看法。

对于自己认为"我不够好，我是一个没用的人"，对于未来认为"永远都不会好的"，对于世界认为"没人能帮助我"。这些认知是不客观的、需要改变的，而且是有方法改变的。逐渐控制负性自动思维的第一步就是要识别这些想法。因此，我们可以有意识地去发现和记录事件之后我们的想法是什么。如表4-4。

表 4-4　自动思维记录表

| 时间 | 事件 | 想法 | 情绪 |
|---|---|---|---|
| 周一下午 | 工作没做好 | 自己没能力，被人看不起 | 沮丧 |

### 2. 处理无望

如果你对未来不抱希望，首先请相信这个想法是不真实的，会改变的。因为谁也不知道明天会发生什么，你对未来的消极想法只是一种观点，并不是事实。可以在下面所提到的"对抗思维"训练里尝试找到另外的观点。其次可以列出对未来的积极期待清单（表4-5）。

表 4-5　对未来的积极期待清单

| 1 | 我希望能谈一次恋爱 |
|---|---|
| 2 | 我希望看到自己减肥成功后的模样 |

### 3. 对抗思维

很多消极的自动思维是武断的，并非事实，反驳也不需要基于现实。我们可以使用对抗思维记录表。在自动思维记录表的基础上，加入两列新的内容："对抗思维"和"对抗后情绪"。对抗思维记录针对原有自动思维进行对抗的想法，并在对抗后写下情绪变化。如表4-6。

表 4-6　对抗思维记录表

| 时间 | 事件 | 想法 | 情绪 | 对抗思维 | 对抗后情绪 |
|---|---|---|---|---|---|
| 周一下午 | 工作没做好 | 自己没能力，被人看不起 | 沮丧 | 这个工作不是我擅长的，准备的时间也太少 | 没那么沮丧，心里释然很多 |

### 4. 积极思维闪存卡

当进行思维对抗时，如果想不出积极思维是很正常的，因为自动思维是长期形成的思维习惯，改变起来需要一个过程。积极思维闪存卡可以帮助我们存储积极思维。当想到积极的对抗思维时就可以把认为对自己有价值、帮助大的思维随时记录在闪存卡上，以后需要时可以随时提取，用于对抗下次导致抑郁情绪的歪曲认知。比如"每个人都是不完美的，我有自己的优点，别只盯着不足看""他没及时回电话，可能是太忙了，没听到，并不代表不在乎我"。

**5. 我的座右铭**

如果我们经常按要求进行了对抗思维训练，那我们的积极思维闪存卡里应该很丰富了，也许会发现有那么一两句对自己特别管用，能够对抗很多情况的负性认知。这一两句对我们特别管用的话就是自己的"积极思维座右铭"，比如"没什么大不了的""努力了就行了""每个人都不一样"。

# 康复之路起步的关键——在资源中获得支持与自信

王天姿

曾有一位多年待在家中的精神分裂症康复者表达过这样的态度：她的病情基本稳定，但她对康复根本没有信心，自己的同龄人都有稳定的工作，已经结婚、成家，自己再努力也比不上别人，即使尝试行动也得不到行动的持久动力。"攻坚难，守城更难"。她自己形容她的生活简单得像白纸一样，浑浑噩噩度日。有多少人像这位康复者一样"白纸"一般地生活着。这样的僵局如何打破？药物治疗症状都消失了，病情稳定，医生和家人就无计可施了吗？其实，康复者在前进的道路上如何得到情感资源支持，如何增强自信，是康复之旅能够启程的关键所在。

下面就如何引导患者增加一些思考的视角，找到周围的资源，获得支持与自信，总结以下几点。

**1. 做到真正意义上的接纳**

大多数患者和家属都不能接受患者没有以前优秀的事实，这样的落差感总是会给家庭和个人带来源源不断的负面情绪，这样只能阻碍前进的道路。所谓接纳，是接受生病的事实，愿意从力所能及的事情做起，自己认可当下的努力，而家庭给予更多的是陪伴与支持，接受短期内患者可能不会如以前那么优秀的事实，认可患者的进步，和患者一起面对来自社会的压力与挑战。

**2. 制定自身切实可行的目标**

找到一个切实可行的目标看似简单，实质上是最难突破的一关。一方面来自目标过于远大，和实际能力不符，所以迟迟不愿意启动。另一方面是认为一些小的目标做起来没有动力，不认可当下能够做的简单事情，选择放弃。所以，需要制定远期目标和近期目标，在目标指引下落实一些简单的计划，充实生活，每天有事情做，并对此认可，肯定当前的努力是有意义、有收获的，为远期目标注入动力。家庭成员需要提供给患者更多的独立的机会，给予其更多的鼓励，切忌指责批评，或过于急躁，更不要包办代替。

**3. 树立个人责任感**

每个人在社会上有自己的角色，且非单一一种，每个角色中都会有相应的责任。有些人只看到了社会角色，当自己不能够顺利在社会上就业时，就觉得自己没有价值，心灰意冷，从此自暴自弃。其实一个人的角色有很多，责任也不尽相同。一个人作为独立个体就要为自己负责，管理自己的基本健康和日常的衣食住行；同时也要有家庭责任，和家人相处，扮演好应尽的角色，参与家庭生活，尽自己的力量为家庭做一些力所能及的事情。例如作为儿女的角色，能够定期陪伴父母尽孝道，为父母做一些事情，而不是一味地啃老索取……这些责任都是值得被尊重和肯定的，自信也会随着自己和外界的认可逐渐积累起来。

**4. 内心要有思想与信念**

当今社会崇尚乐观向上、积极阳光、吃苦耐劳等人生态度。这些并不是口号，而是一个人成长过程中不断领悟与积累的信念。如果没有这样的思想与信念，遇见挫折与困难只能选择逃避与退缩，将永远被禁锢。

**5. 同伴支持**

同伴作为康复的资源，是十分宝贵的。有人经历过和你一样的困难，他们成功走出困境，这些经验是别人给不到的，这是在迷茫的时候最需要的支持。同伴会使一些没有起步、经历灰暗的人重塑希望，提供经验资源与情感支持，极有可能成为患者康复起步的动力。

**6. 家庭支持**

曾有一位母亲说自从孩子得了精神方面的疾病，自己工作不要了，兴趣没有了，生活也没心思去经营了，全力以赴思考如何帮助孩子治疗……很多这样的家属确实辛苦付出了很多，却没有得到相应的回报。所以应该重新思考如何付出才是科学的，是对康复者有益的。家庭应该发挥它应有的作用，家庭成员也要各尽其职。主观上来说，一个有利于康复的环境，就是正常的家庭环境。例如，洁净、温馨，家人就生活话题有着正常的沟通，家人之间相互关心、支持，定期举办家庭集体活动，同时，尊重每个人的隐私空间，每个家庭成员有自己的生活，有各自的兴趣。这样才能有积极情绪的注入，家庭气氛才有可能和谐，才能给康复者提供正常的家庭支持，带动康复者对生活产生热爱和向往，获得前进的动力。家庭就像一个充电器，当康复者受到挫折、感觉无力时，家庭能够持续供能。所以温馨的家庭环境、快乐的家庭气氛，对康复者寻找动力非常重要。

上述的一些内容，希望给康复者如何寻找到情感资源的支持，找回自信带来新的思路。千里之行始于足下。不惧怕，不退缩，勇敢地启程，生活终将圆满。

# 孩子患病后，家属如何调整自责情绪

于　玲

在孩子被诊断精神疾病的初期，很多家属有深深的自责情绪，有的家属甚至把以前对孩子的培养和教育全盘否定：3 岁前我不该把他送到爷爷奶奶那儿，初中时我不该让他年龄那么小就住校，大学毕业后我不该同意他出国学习……总之，家属把孩子生病的原因归于自身，认为是自己没有做好才导致孩子生病。家属的这种自责不仅不利于自身的心理健康，而且也不利于患者的治疗和康复。作为家属，应该如何调整这种自责情绪呢？

**1.　家属要正确认识疾病的成因**

精神疾病是病因尚未完全明确的疾病，我们通常说是生物、心理、社会因素综合作用的结果。家庭环境和家庭教育充其量只是心理社会因素的一部分，与生病没有直接的因果关系。家属不妨想一想：很多父母由于工作忙，上幼儿园前都由老人照看，孩子也是健康成长；很多孩子在上学期间都是按照学校的要求选择了住宿，从而提升了独立生活能力；很多人出国后学成归来……

**2.　家属要认识到自己在当时的认知水平和条件下，已经尽力在做一位好父母**

人非圣贤，孰能无过。初为父母，家属也没有任何经验，但家属始终在用自己理解的最好方式来对待孩子。把孩子送到爷爷奶奶身边抚养，是因为有工作在身，没有时间和精力来照顾孩子，而爷爷奶奶是除父母外最好的选择；让孩子住宿，是觉得这样是遵守学校的安排，更锻炼孩子的独立性；把孩子送出国，也是期待着孩子学有所成，更加优秀。天下本没有一百分的父母，就像没有一百分的孩子。父母对孩子过于强求完美是不对的，对自己强求完美也同样没有必要。

**3.　家属要学会从疾病中发现积极的意义**

生病是一个信号，它是在提示个体和家庭有哪些需要调整，在今后应该注意什么。作为父母，沉溺于对过往的自责于事无补，而从疾病中发现积极意义，在后期孩子的治疗和康复中会增加力量感、掌控力。比如，一位家属在孩子生病后意识到先前只关注孩子的物质需求，忽略了孩子的情感需要，生病后她及时调整，加强与孩子的沟通交流。家属后来激动地说道："感谢这场病，让我们的家庭关系比以前更融洽、和谐。"

**4.　家属需要自检一下是否存在抑郁情绪**

很多家属在孩子被诊断的初期都有焦虑抑郁情绪，而自责自罪是抑郁症的一个症状表现。所以，家属可以用下面的健康问卷 PHQ-9 量表（表 4-7）进行自查，如果总分 ≥ 10 分，说明存在中度或以上的抑郁，需要及时就诊。经过专业帮助，抑郁得到改善后，自责的情绪也会随之缓解。

表 4-7　PHQ-9 量表

| 条目 | 完全不会 | 好几天 | 超过1周 | 几乎每天 |
|---|---|---|---|---|
| 1．做事时提不起劲或没有兴趣 | 0 | 1 | 2 | 3 |
| 2．感到心情低落、沮丧或绝望 | 0 | 1 | 2 | 3 |
| 3．入睡困难、睡不安稳或睡眠过多 | 0 | 1 | 2 | 3 |
| 4．感觉疲倦或没有活力 | 0 | 1 | 2 | 3 |
| 5．食欲不振或吃太多 | 0 | 1 | 2 | 3 |
| 6．觉得自己很糟，或觉得自己很失败，或让自己和家人失望 | 0 | 1 | 2 | 3 |
| 7．对事物专注有困难，例如阅读报纸或看电视时 | 0 | 1 | 2 | 3 |
| 8．动作或说话速度缓慢到别人已经察觉，或正好相反——烦躁或坐立不安、动来动去的情况更胜于平常 | 0 | 1 | 2 | 3 |
| 9．有不如死掉或用某种方式伤害自己的念头 | 0 | 1 | 2 | 3 |

总之，自责这一负面情绪有着很强的负能量。有自责情绪的家属要尝试上述方法尽快调整，将这股负能量转换为有利于患者治疗和康复的积极能量。

# 康复期，家属如何应对患者的不良情绪

程　嘉

在和家庭做康复咨询的过程中，经常会经历如下的典型案例情况。

16岁女孩，患有精神障碍，目前处于康复期，还没有恢复上学。家属不知如何应对患者在有些场合下说的话。比如患者有一些很幼稚的言行，如果家属直接反击她，会影响她的情绪。如果顺着她又会在脑子里形成错误的观念。这让家属很困惑，不知道该怎样去面对。比如患者追星，喜欢一个叫王某的明星，她在网上找到了一个QQ号说是王某的，就加了，不停地和对方聊天，还有一些在家属看来不太好的内容。家属估计这肯定不是王某本人，但孩子说："怎么不是？就是他！"情绪特别激动。

当孩子有一些家长不能理解的行为，家长直接指出，会担心孩子出现不良情绪反应，顺从又怕给孩子留下错误印象。很多家庭在孩子的康复期都会遇到这样的困感。下面进行分析，并提出一些建议供参考。

第一，要判断孩子的行为是一个精神症状，还是康复期正常兴趣爱好的一个表现。比如说精神症状中的"钟情妄想"（指别人对自己其实没有什么想法，却认为对方非常喜欢自己，认为对方在向自己表达爱意、喜欢，想和自己交往）。如果是受精神症状的影响，我们去和她沟通，是很难改变她的想法的，只有在医生药物治疗的配合下，再想办法去交流。

第二，假如她只是正常追星，作为家长，可以去看看王某的介绍，听听他的歌，尝试和孩子有一些共同的爱好，没事就和她聊聊王某。在孩子比较开心的时候，家长可以把自己的想法、顾虑传递过去。这样，比家长单独把孩子叫过来说"哎，我给你讲……"这样的说教更容易被孩子接受。沟通技巧非常重要，和孩子交流的过程应该选择在轻松愉快的情景下，不要一上来就是敌对情绪。

第三，孩子如果兴趣爱好多，生活充实了，就没有时间总沉溺在网络交流中。所以要从生活的大背景来调整，而不一定拘泥于这一件事情。对于 16 岁的孩子，如果症状恢复得比较稳定了，要引导她逐渐恢复学业，从学习和与同学的互动中获得快乐。有时家属碰到孩子的问题，容易担心，就去"堵"，实际上我们要去"疏导"。她沉迷于一件事情是因为她要获得快乐。每一个人都要获得快乐，如果我们"堵"，那就是把她的快乐夺走了，这种情况下情绪反应是会非常强烈的。所以我们要想方法"疏导"，找到另外的渠道让她获得自信和快乐，她自然就会放弃之前的让人担心的方式了。就像之前沟通过的一个个案，孩子是某大学的学生，很出色，得病后参加康复治疗，家长反映每次病情反复都和男朋友有关。这位男朋友在父母看来特别不靠谱，又没学历又没钱又没工作，每天就在学校蹭课，结果两人就谈朋友了。家长特别抗拒，希望他们分开。实际上要去了解孩子的一种心情，她为什么要去和这个男生交往，她心理的需求是什么。她希望得到支持、得到认可、得到关心和关爱，这个男生虽然没有学历、没有经济基础，但是就能满足她的需求。所以要找到问题出在哪里。经过对家庭进一步细致了解，发现父亲特别严厉，总是指责、批评。孩子和父母的亲情交流很疏远。家长认识到这一点，调整了和孩子的沟通模式以后，孩子在家庭中就获得了这种关爱和支持，她就很轻易地选择放弃和这位男生的交往。

家长在遇到困惑时，可以和孩子的医生一起分析一下情况，再具体考虑上面的建议。最后提醒父母，在康复期要注意引导培养孩子的独立性，真正尊重孩子，平等地和孩子交流，让他们有能力独立地在社会上生活。家庭关爱很重要的一点是让他们自己心理成长。当孩子感受到家庭的关爱，体验到生活的快乐，从自我成长中获得快乐，很多不良情绪就会逐渐化解。

# 在正念中的自我照料

梁　茵

面对当前新冠肺炎疫情，患者及家属如何运用自身的内在资源来帮助自己应对生活中的压力、情绪困扰，提升心理免疫力，达到居家自我照料的效果呢？

正念是一种有意识地对当下发生的任何事不带评判的关注。正念意味着心在当下、活在此刻、安顿心神的能力。日常生活中的正念练习是一种简单有效的练习方式，练习效果的一个重要来源就是以正念对待日常生活事务。比如，从早上起床刷牙、铺床到吃饭、洗碗等家务活动，再到日常锻炼、洗澡等，试试看一次只做一件事，将注意力集中在你正在做的事件上，觉察当下、接纳当下。

**1. 正念刷牙**

感受刷牙齿的外表面、内侧面的时候是什么样的感觉，当牙刷刷到牙龈时是什么样的感觉。觉察牙膏的味道。整个刷牙的过程只聚焦于刷牙过程本身。

**2. 正念进食**

放下报纸、杂志、手机，关掉电视机。在吃饭之前，请深呼吸几次，让身心安顿下来。当你把食物放在口腔中的时候，留意食物的温度如何，细嚼慢咽，品味食物的质地、味道，全身心地体验整个进食的过程。

**3. 正念洗碗**

从你打开水龙头到关闭水龙头的整段时间里，把你的注意力聚焦在洗碗碟这件事情上。注意洗洁精变成泡沫的过程，注意擦拭碗盘时候的感觉，聆听水流冲击碗盘的声音。

**4. 正念铺床**

居家生活中，有人铺床粗枝大叶，有人根本不铺床。那么，尝试以正念的方式铺床。注意铺床的每一个步骤，从床单、被子到枕头。观察床在你眼前的变化，感受动作过程中你身体运动的感觉，试着让自己融入到铺床的整个体验中。

从上面的例子中选择一个或几个，将上述指导应用到日常行为中，在生活中运用正念做的事越多，就越能体验到正念带给自己的好处。原本索然无味的事情变得不再烦闷，在家庭中重新体验自己与家人之间的联结。

# 如何化危机为机遇

何　锐

和普通人一样，当遭遇突然或重大的应激事件，运用个人常规处理问题的方法无法解决时，患者也会出现解体和混乱的暂时心理失衡状态。尤其是当他们处于疾病缓解期时，心理弹性本就弱于常人，可能对于常人不构成危机的事件对于他们则是用现有的经验难以克服的困难，致使其出现痛苦、不安、绝望、冷漠、焦虑、失眠以及自主神经症状和行为障碍。这时个体很可能处于心理危机状态。心理危机不是一种疾病，而是一种暂时的情感危机反应。当患者出现心理危机时，家庭成员或个案小组成员要给予支持，加强陪伴与沟通，以积极的态度共同应对危机事件，减少患者因为危机事件而导致的疾病复发与住院。

心理危机的程度与生活事件的强度不一定成正比，而更取决于个体对生活事件的认识，以及个体应对能力、既往经历和个性等。不同的人在同样的压力情境下有的产生了心理危机，有的却适应良好。心理危机原因可以是生理的，如生理成长与变化、疾病等；也可以是心理的，如需要、价值、个性等；还可以是社会性的，如社会迁徙、文化变革与冲突等。它可以是外部的，如环境的要求与压力；可以是内部的，如个体生理和心理的变化与要求。危机事件可以是突发灾难性的，如交通事故；也可以是一系列事件的日积月累，如人际关系恶化。

危机状态下个体可以出现认知方面的改变，如注意力不集中、健忘、强迫性思考、丧失安全感、危机情境再现等；也可能出现情绪方面的改变，如恐慌、沮丧、悲伤、无助、易怒等；还可以伴随出现躯体和行为方面的变化，如心跳加快、血压升高、恶心、腹泻、头痛、疲乏、入睡困难等。

心理危机有它的两面性，具有获得新的良性结果的潜在机会。一方面危机是危险的，因为它可能导致个体严重的病态，包括对他人和自我的攻击；另一方面危机也是一种机会，因为它带来的痛苦会驱动当事人寻求帮助，解决问题，从而使自己得到成长。

常用的心理危机干预法包括六个步骤，即确定问题、保证求助者的安全、给予支持、寻找可变通的应对方式、制订计划、获得承诺。对于精神疾病患者，我们还可以通过个案管理介入帮助整合社会资源，寻求社会帮助。

步骤一：确定问题。从求助者的立场出发，使用积极倾听、同情、理解、接纳以及尊重等方式探索和确定问题。一般需要明确目前存在的主要问题是什么，有何诱因，什么问题必须首先解决，是否需要他人参与，有无自杀或自伤的危险性，什么方式可以起到干预的效果。同时需要对危机严重性、患者的社会角色能力、目前状态、可用资源进行评估。

步骤二：保证求助者的安全。干预者需评估患者是否有疾病波动，是否有伤人、自伤及破坏行为，根据评估结果采取正念、放松训练等情绪疏导方法让患者尽快平静下来，给予关怀陪伴、重建安全感，也可以提供环境支持与协助就诊。

步骤三：给予支持。建立良好信任关系，以无条件的、积极的、接纳的态度去帮助患者。同时，可以向患者解释危机的发展过程，使患者理解目前的境遇与反应状态。帮助梳理寻找可获得的社会支持系统。

步骤四：寻找可变通的应对方式。了解患者目前的认知方式，引导其学会换一个角度思考问题，明白有许多可变通的应对方式可供选择，促使其正视可能应对和处理的方式，发展积极的思维方式。

步骤五：制订计划。帮助患者做出现实的短期计划，调动其主观能动性，推动其恢复自我掌控感，推动其个体的心理发展。

步骤六：获得承诺。鼓励患者按照计划行动起来，得到其直接和真实的承诺和保证，包括必要的就医和不会采取伤害冲动行为。

对于无自知力或自知力不完整的患者，我们还需要对患者家属进行干预和辅导，以求共同有效帮助患者。对于无监护人的患者，个案管理小组的成员需要各司其职，齐心协力帮助其尽快度过危机。日常社区要加强心理健康知识的传播，营造良好的社会氛围，消除公众对精神障碍患者的歧视，包容、接纳、关爱、帮扶其家庭。专业机构也可以通过"互联网+"的方式提供远程心理服务，包括心理热线、互联网医院、健康讲座（网络、媒体）等方式回答公众面临的问题，缓解心理压力。

# 第5章 社会康复技术

## 患者独立生活需要考虑哪些方面的技能

韩冬影

最近接触的很多患者，状态稳定，能简单地照顾自己，自身没有工作，父母已经年迈。他们或多或少都面临着同样的问题，那就是将来如何能够独立地在家庭中生活。

的确，对于30岁以上的患者来说，父母已到了退休年龄，无论从经济上还是身体上已不能再像10年前那样把自己照顾得面面俱到，甚至百年之后更是没办法陪伴在左右。

那么，在社区独立生活要考虑哪些方面呢？从健康科普的角度，有六个维度可供参考。

**1. 身体功能**

包括听力、行走能力、言语能力等。这些是最基础的能力，其中一项不达标或不具备，将难以在社区独立生活。

**2. 自我照顾的技能**

包括个人卫生、自我打扮、如厕、空间的管理、个人财产的管理等。相信有相当一部分患者在住院或者社区康复机构都参加过这类的技能训练。

**3. 人际关系**

包括与外界的交流，如不退缩、不回避，主动与邻里打招呼、发起谈话、和老朋友保持友谊，结交新朋友等。通常情况下，患者在这方面都有自己的小困惑，不敢开口或者不知道说什么，不知该如何将话题进行下去。为此，医院及社区也都在积极地开展社交团体训练，同时引入了志愿者（患者或家属，曾经患病有一定康复经验的患者或照料方面有经验的家属）加入，其意图就是锻炼患者的社交参与度和团体适应能力。从另一个角度看，无论是与门诊医生沟通，还是和个案管理员定期接触，无形中均会对患者的社交能力有所提升。

**4. 社会接受（认同）度**

包括不用言语攻击他人、不毁坏公共财物、不自虐或伤害他人等。小部分人因为疾病的原因出现过冲动伤人的行为，一些媒体的报道、影视作品的误导宣传也致使大众对精神疾病有错误的理解。针对此类问题，我们能做的就是规律服药，保持病情稳定，遇到不适及时门诊就医。

### 5. 日常生活管理

包括承担家庭责任（打扫房间、做饭、洗衣服等）；购物（能选择商品、选择商店、付账等）；掌管个人财务（预算、付账）；使用电话（找到号码、拨、讲、听）；不会迷路走失；会使用公共交通；能够识别和避免常见的危险（交通安全、火灾等）；运用医疗和其他社区服务（知道该找谁、怎么找、什么时间找）；能够安排自己的休闲时间（逛街、访友、听音乐等）；基本的阅读、写作和计算（日常生活足够即可）；最最重要的是自主服药（明确服药目的、能按医嘱服药、识别和应对药物不良反应）。

### 6. 就业技能

如保持工作的能力（能在压力下工作，不轻易退缩）；准时出现在约好的地点，不迟到早退；能完成本职工作等。

尽管我国精神卫生的整体服务水平在全球偏低，但我们的医疗卫生、残联、民政等部门也都开展了相应的服务。只要我们的患者能够发掘并充分利用好这些公共服务资源，有家属的支持及个案管理员有针对性的引导，实现社区的独立生活还是可以努力实现的。要相信，改变永远是可能的。

# 康复期患者生活懒散的原因和对策

耿 彤

关于精神障碍患者康复过程中出现生活懒散的问题，常见的原因如下。

### 1. 药物副作用

许多精神障碍患者需要长期服用抗精神病药，其中的一些药物有比较强烈的镇静作用，患者服用后出现早晨起床困难，或者白天精神状态萎靡，影响日常的生活。还有一些药物会产生身体乏力、情绪不稳定等副作用，患者服用之后没有心情做其他事情。一般情况下，这类副作用在传统的抗精神病药中多见，新一代的抗精神病药中要少很多。

处理方法：

（1）更改药物。可以尝试更换副作用小的药物，如将传统药物更换为新型药物；也可以尝试传统药物与新型药物合并使用的方法，来减少药物的副作用。

（2）减药。在病情允许的情况下，适当减少服用药物的剂量。建议减药的过程尽可能缓慢，在医生指导下进行。

（3）调整服药时间。如果所服用的药物镇静作用很强，这样的药物尽可能在晚上入睡前服用会比较好。如果不能晚上一顿全部服下，可以分配在早晨、中午少服，晚上多服用一些。相反，有一些会产生兴奋作用的药物，建议在早晨、中午服用比较适合。

**2. 症状所致**

一部分患者病情并不稳定，还有精神症状存在，导致他没有精力顾及周围的生活，没有精力进行家务劳动及自我照料。也有一部患者受到精神疾病的影响，患病过程中认知功能受到损害，导致社会功能的下降。还有一部分患者长期患病，逐渐出现了情感淡漠、意志行为能力减退等表现，这些被称为精神疾病的阴性症状。阴性症状的出现和服用的药物及患病后患者的生活环境等因素有关。往往服用传统药物的患者更容易出现阴性症状。患病后及时得到治疗，并更早地接受康复训练，出现阴性症状的可能性会大大降低。

处理方法：

（1）如果精神症状没有得到很好的控制，建议积极进行药物治疗，或者接受住院治疗，待病情稳定后，生活自理能力自然会恢复。

（2）认知功能受损的患者，建议使用可以改善认知功能的抗精神病药治疗，同时接受精神专科医院系统的康复治疗，可以改善患者的认知功能。

（3）如果是受阴性症状的影响，建议增加可以改善阴性症状的药物，或更换新一代抗精神病药治疗，同时进行系统的门诊及社区的康复治疗，可以帮助患者改善其阴性症状。

**3. 生活环境所致**

一部分患者在疾病过程中，逐渐出现生活懒散的表现，可能是因为长期住院，独立生活的机会被剥夺，导致其社会功能的丧失；有一部分患者从青少年时期起病，没有养成生活自理的习惯，不具备自我照料的能力；还有一部患者被家人过度照料，养成了依赖他人的心理。

处理方法：

（1）对于常年住院，不具备医院以外独立生活的患者，建议对他们进行住院康复训练，尽可能创造独立生活的环境，恢复他们的生活自理能力。

（2）对于社区及家庭环境下，"想干但不会干"的患者，建议在社区医生及家属的共同帮助下，从简单的家务劳动做起，逐渐培养患者生活自理能力，鼓励患者积极参加社区的各项康复活动。必要时，也可以到精神专科医院的康复机构接受系统的生活自理训练。通过不断的努力，大多数患者能够明显提高生活自理能力。

（3）在社区及家庭进行康复，"会干但不想干"的患者，建议分析他不想干的原因。如果是照料者的过度保护，不舍得让患者参与家庭劳动，应该让照料者知道：生活自理是对康复期的患者必不可少的一项"治疗"，不应被剥夺。如果照料者不能够理解，那么最具有说服力的一句话是：如果他不能生活自理，将来照料他的人不在了，他该怎么生活？因此，针对这种情况，应该让照料者尽可能多地为康复期的患者提供生活自理的机会。还有一部患者是依赖心理严重，照料者被迫照顾他的生活。这种情况，建议照料者带患者到门诊或社区医生那里接受医生的建议和指导，转变认知，制订有针对性的康复计划，逐步养成生活自理的习惯。

# 精神障碍患者作息不规律该怎么办

王天姿

很多被精神疾病困扰的朋友在患病后出现作息不规律，早上起床似乎成了一件很难的事情，睡至中午，晚上到了该睡觉的时间又睡不着、熬夜。长期作息不规律不仅影响患者本人，也让家属们感到十分苦恼。

为什么患者在生病后无法做到正常作息、早睡早起呢？对于作息不规律，要看其背后的原因。原因不同，应对的方式也就不同。首先要考虑到疾病或者药物给睡眠带来的影响，其次还有社会心理因素参与其中。所以针对作息不规律，要分析原因，对症下药。经过采访，了解到有以下几种情况会引起作息不规律：

患者A：服药后浑身乏力，早上根本睡不醒，起不来。

患者B：像我一样的年轻人还有几个早睡早起的，都是夜猫子，玩手机、看电视，我认为这很正常。

患者C：我白天待在家里没事情做，除了睡觉想不到别的事，况且邻居要是看到我大白天的无所事事，那我可就没办法解释了，只能白天睡觉，晚上行动。

患者D：任何时候，我都是想休息就休息，想睡觉就睡觉。

可见，作息不规律的原因有很多，包括药物影响，白天活动量小、夜晚无疲惫困倦感，工作日白天出现在社区不知如何解释，以及混沌度日、自我放弃等。

所以在帮助患者的过程中，需要注意：

（1）生物钟调整需要循序渐进，逐步调整，首先要找到合适的药物种类，建立合理的服药时间，积极应对药物副作用。

（2）合理安排白天的生活，让自己充实起来，这样夜间大脑就会处于自动疲惫休眠状态。

（3）找到与其能力相匹配的资源。充分利用社区资源，参与一些活动。例如有的患者参加温馨家园活动，在活动中承担一定任务，他觉得有责任、有价值，能认识病友，他觉得高兴。以前在家睡得昏天暗地，现在能够自己独立起床，做他感兴趣的事情，建立起了"为做事情而早起的习惯"。还有一些人会把时间用在去图书馆看书、听讲座、去大学蹭课等，如同上班一样把时间、精力分配好，不必担心别人的异样眼光，做好自己的事情。

（4）不要放弃自己。生了病并不意味着所有事情都停滞不前，从力所能及的事情做起，信心逐渐建立起来很重要。

（5）家人的鼓励和支持。家人要给患者更多的时间，在调整作息的过程中起到协助作用，培养患者自我管理的意识，从家属督促起床逐渐过渡到患者自己独立起床，协助利用闹铃等时间提醒的小工具。良好习惯的建立需要家人的督促、鼓励和陪伴。

不管患者处在疾病的哪个时期，不管患者是因为何种原因而作息混乱，从今天开始尝试去调整作息，找到合适自己的方式，确定小目标，从小事做起，一步一步去改善。重视规律作息会给患者带来益处，实现这一目标将为患者回归社会奠定最坚实的基础！

# 从伦理与法律角度分析精神疾病婚前是否要告知

程　嘉

许多病情稳定的康复者非常希望能像其他人一样正常地结婚，组建自己的家庭。但又纠结于是否要告知对方自己患有精神疾病。如果不告知，婚后对方知道了是否会在法律上认为是无效婚姻。如果告诉对方又担心对方不能接受。康复者会经常被这样的问题所困扰。就这些问题，我们经过咨询业界司法精神病学的专家，同时查阅了相关文献及法律条例，考虑从以下几方面分析。

第一，在 2013 年实施的《中华人民共和国精神卫生法》第四条精神障碍患者权益保护中指出，患有精神疾病属于个人隐私，应该受到保护。本条明确有关单位和个人应当对精神障碍患者的姓名、肖像、住址、病历资料以及其他可能推断出其身份的信息予以保密。从这个角度上讲，我们有权保护自己的隐私。

第二，《中华人民共和国民法典》第五编婚姻家庭第一千零五十三条：一方患有重大疾病的，应当在结婚登记前如实告知另一方；不如实告知的，另一方可以向人民法院请求撤销婚姻。

第三，从道德和伦理上讲，保守个人隐私是人的基本权利。恋爱主要是感情关系而结婚是感情基础上的法律关系。法律关系就需要承担责任。

第四，从沟通技巧上讲，在结婚前选择恰当的时机和说法，与对方进行双向的沟通（即双方都应当告知自己的健康情况），而不应只是单方面的告知。这样做虽然可能面临对方不再继续交往的不利因素，但是也有两点有利因素。一是履行了法律规定的"夫妻应当互相忠实，互相尊重"的义务，避免了因隐瞒而需承担的法律责任（婚后病情复发时对方产生被欺骗感而提起离婚），也避免了婚姻生活中的道德负疚感；二是借此考验双方的感情。跨过了这道坎的感情比一般人都要牢固。

具体操作技巧上有如下建议：①不要相识初期就告诉对方，因为你的绝对隐私只能告知最亲近的人。②在确定恋爱关系前根据情况逐渐透露，给双方一个机会全面考虑是否继续交往。③结婚前最好如实告诉。④自身要保持病情稳定，尽量放下疾病的心理负担，平静而坦然地向对方告知自己的患病情况，宣传疾病的性质和可治疗性，只要坚持服药就能最大程度保持病情稳定，病情稳定就能正常生活。要相信：你的正常表现才是获得对方理解、尊重和爱情的根本基础。

# 疾病稳定后，如何面对原来的生活圈

于 玲

很多患者在疾病治疗期向学校或单位请假，和以前的朋友也中断联系。经过几个月的治疗，病情得以稳定。但由于在疾病期有一些怪异的言行举止，羞于再见以前生活圈里的人。有的尽管没有表现出异常，却不知如何向原来生活圈子里的人解释自己的"人间蒸发"，于是选择了回避，有的甚至退学或辞职。他们慢慢地退出了以前的生活圈，为舍掉旧圈子里的人而遗憾和惋惜，想重新结交新的圈子却不是那么容易，又为迟迟打不开新的圈子而着急。人是社会性的动物，与世隔绝的孤岛生活无法实现真正的康复。因此，与原来的生活圈简单地说再见并不是明智之举。如何更好地面对原来的生活圈，有一些方法和技巧。

第一，自身要摆正对疾病的认识和态度，接纳疾病。人之所以患精神疾病，有生物学的因素，也有心理、社会学的因素。精神疾病与人的道德、素质等没有任何关系。它与其他躯体疾病一样，是一种病，是可预防、可治疗、可康复的。因此，患者本人要把精神疾病当做"病"来看待，而不是自己的错误或者耻辱，从内心深处接纳自己患病的事实。正如一名患者所言："你自己越接纳自己的病情，你在跟别人说的时候，就会越轻松，别人也不会觉得有什么大不了的。"

第二，告知有技巧。当别人问及"这段时间怎么没见到你"时，不是一定要直接回答"我得了精神分裂症""我得了双相障碍"等。精神分裂症、双相障碍是医学专业术语，社会大众不能像医务人员那样正确认识这种疾病，说了别人也未必理解，反而有可能造成误解。因此对于那些不理解、对精神疾病没有认识的人，可以循序渐进。比如先说"我睡眠不好，调整了一段时间""我这段时间情绪不好"。有的人生病后，能认识到自身在认知、行为模式方面需要调整，能从积极的角度审视疾病给自己带来的收获和成长，因此，也会巧妙地跟别人说"我接受了一个心理学的培训"。不直言疾病并不意味着疾病不光彩,而是要我们学会保护自己。

第三,一定要相信:别人相信你现在的样子,你如果言语行为表现得正常,别人会把你当正常人看待。一个双相障碍的案主告诉朋友自己曾经在精神专科医院住院,有的朋友不相信,"得了吧,你要有病我们都有病!"朋友有这样的反应,是基于这位案主当时良好的生活和工作状态。所以,大家更相信眼前的你,只要你现在的言行举止正常,大家不会把你异常化。即使有些人曾经看到过患者疾病期怪异的言行举止,患者正常的行为也会刷新他们的认识,对患者的态度逐渐从紧张观望到重新接纳。

第四,对于信得过的关系,适度地袒露自己的情况,可以赢得更多的关心和支持。当朋友们知道案主住过院,她情绪不好时,朋友们都很关心,千方百计地出主意、想办法,帮助这位案主疏解压力。所以,这位案主的体会是:朋友是很重要的支持,袒露病情不但不会被歧视远离,反而会多些关心和支持。

因此,面对社交圈有困惑的精神疾病患者,可以尝试运用以上技巧在康复早期恢复社会交往,以促进精神心理康复。

# 如何融入集体生活

李静静

精神分裂症患者病后常存在社交功能减退的问题。如何提高社交技能、建立自己的社交圈是个案管理工作中很多病友和家属的诉求。小齐就是其中一位,他被诊断为精神分裂症,病程 4 年了。令人欣慰的是生病后他依然坚持学习,复读 2 年后最终考上北京一所本科院校,并选择了自己喜欢的专业,但令他头疼的是开学后同学们很快能找到了朋友,而自己总是一个人。怎么才能融入大家,尤其是朝夕相处的宿舍同学呢? 经过几个月的努力,小齐已经一定程度上解决了这个难题。那么他是怎么做的呢?

## 1. 接受自己,降低要求

小齐性格比较内向,话很少,最开始的个案工作中,小齐常常说,怎么才能像某某同学一样健谈,会与人搞好关系。这些话的背后隐藏着他对自己的否定。的确,性格开朗的人在社交中更具优势,会更快地适应新环境,但性格内向的人会给人踏实稳重可靠的感觉,这在人际交往中也非常重要,这会让一段关系保持得更加稳定。所以,性格外向或内向并不是人际交往的决定因素。小齐最终接受自己性格内向的特点,不再纠结如何才能变得更加外向,而是把时间和精力放在如何融入集体生活中。并且小齐也降低了对自己社交的要求,不一定要做社交中的踊跃分子、

"一呼百应"，而是先逐步适应学校的新环境，慢慢地去尝试交一两个朋友。

**2. 与大家保持同步**

别人做什么你就做什么，不要明显跟大家不一样，这样才能建立交流的基础。小齐也很好地领会到这一点，晚上当舍友在玩游戏时，他虽然不会玩，但也在一旁看着，对他们玩的游戏表示好奇和感兴趣，周末回家后也下载同款游戏学习。当他再回到学校向舍友请教时，舍友很愿意教他怎么玩，也愿意叫上他一起玩。

**3. 做好集体生活中需要做的和需要注意的事情，不给大家带来麻烦**

比如值日、别人休息时不要大声说话等。小齐的舍友跟他抱怨宿舍中另外两个同学，因为他们从来不好好值日，而且自己的床铺弄得很脏乱，影响宿舍的整洁。康复中常说的一句话：在相处中，你的表现比你诊断什么病更重要。即便你没得病，如果你不遵守常规，不懂礼貌，一样会遇到社交的麻烦。

**4. 发挥自己的优势和特长，帮助别人**

小齐说他玩游戏的时间少，更有时间关注学校的一些信息。一次他看到有一个有学分的讲座，就跟宿舍同学说了，结果其中一个同学就跟自己一起去听讲座了，并且希望小齐以后有讲座都跟他说，有时间就一起去听。这无疑是一个很好的交流机会。

**5. 发放"小福利"**

无论去哪里玩都买一些当地的特产带给同学分享。小齐经常给同学带一些好吃的，同学们当然很高兴，乐于和他交往。

**6. 从容易接近的人着手**

一群人之中总有与自己相似的，或者喜欢自己的个性的。小齐的一个朋友就是宿舍中看起来比较憨厚、性格也相对内向的一个人，他曾邀请过小齐去打球，所以小齐也经常邀请他一起去听课或者参加其他活动。自然而然两个人就更加亲近一些。

只要你用心去做一件事，就总会有办法的，任何事情都有一定的潜在规律，社交也是如此。

# 如何促进患者融入社会

于　玲

精神疾病的康复指的是恢复患者的社会功能，使其能够像正常人一样地生活、工作、学习、人际交往。康复的最终目标是回归社会、融入社会。

由于社会的污名化与歧视，一旦被贴上精神疾病的标签后，很多患者会有意地回避社交，不与从前的朋友接触，但又没有相应平台建立新的社会关系，俨然处于"与世隔绝"的状态。曾有患者选择天黑之后才出门；更有患者因周围邻居知道了其患病的消息，就毅然决然地离开了生活多年的地方，搬迁到一个无人认识的城市。即使到了新的地方，家属也拒绝让患者出门，理由是一旦新邻居知道其患病，就在新地方也待不下去了。如此与社会隔绝，就难说回归社会、融入社会了。

事实上，近些年来，随着国家对社区康复工作的日益重视，社区卫生服务中心负责精神卫生防治的部门、街道残联或一些社会组织，组织了丰富多彩的康复活动或技能训练，使得越来越多的康复者走出家门，找到了"组织"。在这个过程中，康复者的生活内容丰富了，社交改善了，心情愉悦了，技能提升了。不得不说，社区康复活动在很大程度上促进了患者的康复。但是，他们始终是围绕着精神卫生服务体系在转，生活的半径依然是以家为中心，在社区医院、温馨家园、职业康复站在转，仍然摆脱不了"病人"的角色。这离回归社会、融入社会还是有很大的距离。曾有患者这样表达过："我病情稳定十几年了，也有一些朋友，可我的朋友都是在医院和残联认识的，他们很多都没有工作，没有结婚，没有孩子，我好想了解正常人的生活是怎么过的！"

其实，患病只是生活的一部分，"病人"只是患者众多的社会角色当中的一个角色。要使患者不再首先把自己看做是一个有精神疾病的人，很重要的一点是要正常地参与社会活动，真正地融入社区、融入社会。

要做到社会融入，患者自身要消除病耻感。得病不是自己的错，不应因疾病而回避社交。大众评判一个人看重的是他的言行，只要言语行为表现得正常，旁人就会把他当正常人看待。在个案服务过程中，也曾有案主分享过：我生病的时候在班里有过异常的行为，病好之后刚回到班里上课时，同学知道我有病都不敢跟我说话，都远离我。但慢慢地，当他们发现我在课上认真地听讲，积极回答老师的问题，学习成绩也在稳步回升后，他们又逐渐地回到了我的身边。由此来看，当患者表现出正常的言语行为时，即使周围人知道他患病，也不会觉得这病有多严重，更不会远离或排挤他。所以，患者不可因病而自卑，要走到人群中，勇敢地展示自己。

要做到社会融入，还需要创造一个理解、包容、接纳的社会环境。看起来这属于社会层面，需要政府部门加强对精神疾病方面知识的宣传，引导公众正确认识疾病，消除对疾病的歧视。但患者在这个过程中不应只是等待。患者可以为自己倡导，自身的参与非常重要。只有参与才能被看见，只有看见才能被理解，只有理解才能被接受，只有被接受才能真正融入。那么，患者有哪些途径可以参与建设理解、包容、接纳的社会环境，加强社会融入呢？

第一，接触是最好的教育，举办社区居民融合活动。社区可以在公众场合组织康复者活动，吸引社区居民关注，从而使社区居民了解这一群体，主动融入这一群体。如在社区广场上做健身操，一些爱好健身的中老年人会主动参与其中；在精神卫生日、助残日等节日举办精神障碍患者文艺汇演，吸引社区居民观看等。

第二，患者现身说法。患者可以参与到精神疾病的宣传教育中，在社区居民、中小学校、机关团体中讲述患病的过程与康复的经历。也可以将其拍成视频，在公众号或自媒体中进行宣传。宣传教育改变了书本教育的形式，让公众更直观地了解并相信精神疾病不可怕，精神疾病完全是可以康复的。

第三，走近社区提供志愿服务。社区可以每周组织精神康复者参与社区家园建设活动，如清扫庭院，让社区居民了解到康复者不仅仅是受助者的角色，他们同样可以为社区贡献自己的一份力。

第四，参与社会组织或团体。不同患者可以根据个人的需求和兴趣，选择不同的社会组织或团体。如有人选择健身，有人选择去学习某种乐器，有人去学英语，有人参加寺院义工或宗教活动等。这些社会组织或团体即提供了一个与正常人接触的平台，有利于患者回归正常的社会生活。

第五，工作。工作应该是社会融入的最高境界，一旦实现工作，患者是真正的回归社会。但工作的达成有赖于疾病、心理、社会交往等全面康复的实现，社会就业对患者而言绝非易事。在这个过程中，支持性就业也是一个很好的选择。即就业辅导员在竞争性工作场所为残疾人持续提供训练，以增强他们的工作能力以及与同事互动合作的能力，进而胜任工作。这需要残联或相关社会组织提升就业辅导的服务。

以上是促进患者社会融入的五种形式。前三种方式基于以社区为基础的活动组织，让社区居民接纳患者，创造易融入的环境。后两种则跳出社区，是在更广阔的平台上主动融入。但无论怎样，康复者是主体，需要康复者为自身而倡导，而努力。同时，社会融入又绝非靠康复者一己之力就能实现，需要医疗、社区、残联等多部门及居民、家属、患者等多群体的通力合作。

# 如何对精神疾病"去标签化"

于　玲

"我是一个病人"——对于精神疾病的患者来说，承认自己有病，说明恢复了一定的自知力，是一件好事。但是，这句话也有潜台词，也有"副作用"。在"我是一个病人"的背后有以下几种不同的潜台词。

第一，我是一个病人，所以我需要被照顾。持有这种观念的患者，本能够承担的家庭责任也在"病人"的角色下心安理得地回避，享受着父母无微不至的照顾。长此以往造成自我照顾能力及承担家庭责任能力的下降。

第二，我是一个病人，所以我承担不了正常人承担的压力。持有这种观念的患者，生活工作中稍有不顺就会退缩。"压力大了会使得疾病复发"是他们冠冕堂皇的理由。为了不让疾病复发，他们恨不得能够躲在真空状态里。

第三，我是一个病人，所以别人都瞧不起我。持有这种观念的患者，特别害怕别人不友好，总是回避社交，在人际交往中越来越退缩。

实际上，精神疾病不同于一些躯体疾病，患病后不是靠卧床休养得以康复的。精神疾病的康复是恢复一个人的社会功能，即生活、工作、学习及人际交往能力。功能遵循用进废退的原则，在使用这些功能的过程中，患者得以保持和提高这些功能。而一旦长期不用，功能将会退化。上述三种现象，将使患者离康复越来越远。这也是为什么常说脱离社会的时间越久，回归社会需要的时间越长。所以，即使生病了，也可以带着疾病去做一些力所能及的事情。

疾病是生物 - 心理 - 社会因素综合作用的结果，压力事件确实会加速疾病的进程或影响疾病的稳定程度。但一个人总会存在这样那样的压力，压力本身也没有好坏之分，有时也有正面的意义。倘若为了疾病的稳定性，而回避任何有压力的环节，那人生也就索然无味了。并且，一味地回避又怎可能回归正常人的生活？所以，患病之后，增强情绪的管理能力和压力的应对能力才是解决之道。

有些患者反馈过这样的感受——当你的言语行为表现得像一个正常人时，即使你说你有病，别人也不信，或者也不会想象得有多严重。确实，常人一般是按照一个人外在的行为表现来评价一个人的。但为什么言行很正常的人，却为别人带着"有色眼镜"看自己而苦恼呢？心理学上有一个著名的"疤痕实验"。心理学家们征集了 10 位志愿者，请他们参加一个名为"疤痕实验"的心理研究活动。10 名志愿者被分别安排在 10 个没有任何镜子的房间里，并被详细告知了此次研究的方法：他们将通过化妆，变成一个面部有疤痕的丑陋的人，然后在指定的地方观察和感受不同的陌生人对自己的反应。心理学家们请电影化妆师在每位志愿者左脸颊上精心地涂抹上逼真的鲜血和令人生厌的疤痕。然后用随身携带的小镜子使每位志愿者都看到自己脸上的疤痕。接着，心理学家收走了镜子，并告诉每一位志愿者，为了让疤痕更逼真、更持久，他们需要在疤痕上再涂抹一些粉末。事实上，心理学家并没有在疤痕上涂抹任何粉末，而是用湿棉纱把化妆出来的假疤痕和血迹彻底擦干净了。志愿者们被分别带到了各大医院的候诊室，装扮成急切等待医生治疗面部疤痕的患者，充分观察和感受人们的种种反应。实验结束后，志愿者们各自向心理学家陈述了感受。他们普遍认为，众多的陌生人对自己都非常厌恶、缺乏善意，而且眼睛总是很无礼地盯着自己的伤疤。"疤痕实验"说明人们关于自身错误的、片面的认识，深刻地影响和改变他们对外界的感知。人们感受到的外界对待自己的态度实际上反映的是自我的认知。一个人患病后，如果他不能从内心上接纳疾病，总把疾病看做一个不光彩的耻辱，那么即使外界没有恶意，他可能也会解读成不太友好。所以，感觉别人拿着"病人"的有色眼镜看自己的患者，需要反思并调整对疾病的认知，接纳自己的疾病。

病，只是生活的一部分，而不是生活的全部；病人，只是人众多的社会角色中其中的一个角色，而不是时时处处都是病人。康复的目标是回归社会，像其他人一样正常地生活、工作、学习和交往，患者唯一不同的是，比常人要多服用几片药物，多跑几次医院。要做到这些，患者确实要比别人付出更多，但不以"我是一个病人"而逃避、自卑，而是去掉"精神病人"这个标签，努力调整自己，以积极健康的心态去生活。

# 机构康复还是社区康复，如何选择

于　玲

精神疾病患者的康复，指的是患者社会功能的恢复，是患者在生活、人际交往、学习、工作等方面能力的恢复。康复的最终目标是回归社会，即让患者在社区中过着正常人的生活，而不受限于其所患的精神疾病。

近些年来，越来越多的精神疾病患者和家属意识到了康复的重要性。他们不再止于症状的消除，而是希望找到一个康复场所，希望借助于机构的帮助来促进患者社会功能的恢复。

单靠住院不能帮助患者实现全面康复。住院治疗的目标主要是急性期症状的控制。尽管一些精神病医院逐渐成为了慢性精神疾病患者的疗养院，住院周期比较长，但长期住院的患者会出现一系列长期住院特有的表现。具体体现在：情感淡漠，缺乏或不能表达内心的感受；独立性丧失，个人习惯、打扮和一般的生活标准退化；始动性缺乏，被动服从，对生活、工作无所追求。因此，患者住院时间越长，脱离社会的时间越久，越不利于其回归正常人群。结合我国的现状，一般来说，住院周期是 1 ~ 3 个月。

过渡性康复机构在一定程度上能够帮助患者康复。过渡性的康复机构包括过渡性的医院设施（如日间医院）、过渡性的居住设施（如中途宿舍）、过渡性的就业设施（如庇护工场、工疗站）、过渡性的娱乐设施（如社交俱乐部、康乐中心）。这些机构根据功能的不同，可帮助患者在不同方面发挥作用，如丰富生活内容、促进规律作息、锻炼人际交往、培养职业技能、提升自信心等。但患者在过渡性康复机构里仍是与特殊人群相处，缺乏与社会一般人群的互动。在过渡性康复机构中学到的技能转移到社会生活中并不总是顺利的。如康复者在庇护工场学习的技巧在工场以外并不能用上。也就是说，康复者并未学会在正常社区的谋生技能。因此，当患者在康复初期，回归正常人群生活有一定困难时，可以利用过渡性康复机构。万不可过度依赖，希望通过过渡性机构的帮助达到回归社会的最终目标。

社区是患者康复的重要场所。社区是聚居在一定地域范围内的人们所组成的社会生活共同体。社区可以给人们提供照顾和帮助，也可以提供人们成功生活所必需的资源。鼓励患者在社区中康复，并不是让其局限于家中，而是在家属和社区工作人员的现场指导下，利用社区的设施与服务等资源，使患者养成良好的生活习惯（如规律作息、个人卫生的料理），学习生活技能（如家务的承担、购物、智能手机的运用等），培养兴趣爱好，与社区里的人接触锻炼人际交往等。相对于康复机构的技能学习，社区中学到的技能能够使患者持续地保持这一技能。

鼓励患者在社区中康复，是强调一般或自然的资源的运用，而不是只局限于与精神卫生相关的服务，这样才能形成对患者真正有利的社区整合，才能使案主在社区生活网络中重新生活和生存，以满足患者全人、全方位和全程的生活需求。

精神疾病患者的康复不是仅靠专业医务人员或康复机构来完成。患者和家属要根据疾病的不同阶段，选择不同的机构。社区是康复的重要场所，要达到完全回归社会的目标，患者和家属万不可忽略社区资源的运用，不可忽略与社区的联系和互动。

# 康复中家属可以提供哪些支持

徐建芳

在患者的康复中，家庭起着重要的作用。一个和谐温暖的家庭有助于精神疾病患者恢复社会功能，尽早回归社会。这个过程需要家庭成员付出大量的时间和心力，给患者提供长期照顾和护理。家庭护理可以从以下几个方面着手。

**1. 心理支持**

提高患者的自信心，家人多给予正性鼓励，生活上多给予关心、支持和理解，减轻其自卑感；同时，督促患者多看一些有关精神及心理方面的书籍，使其了解更多的疾病知识；尊重他们的人格，满足其合理要求，尽量避免精神刺激。但也需掌握尺度，避免过分呵护。总之，给患者提供良好的康复环境十分重要。

**2. 生活技能的培养**

许多精神疾病患者进入到康复期后表现为少语少动、生活懒散、经常独处，家人要多鼓励患者做一些力所能及的事情，如扫地、擦桌子、洗自己的衣物等。还应养成良好且规律的生活习惯，必要时制定详细的作息时间表，贴于显眼的地方，以便提醒自己。白天不宜多卧床，早睡早起，夜间保证足够睡眠时间，一般成人每天要有 7 ~ 8 小时睡眠时间。

**3. 坚持治疗**

家属要严格遵照医嘱按时按量督促患者服药，并随着患者病情的稳定，培养患者服药的自我管理能力。未经医生同意，切不可擅自减药、停药，否则，极易引起疾病复发。

**4. 观察病情变化**

家属应密切观察患者病情变化及药物不良反应，与患者一起认识复发前的先兆症状，如有异常表现应及时寻求医务人员的帮助，从而防止病情进一步加重。

**5. 加强沟通**

家属在日常生活中应多与患者交流沟通，相互理解，帮助患者学习用言语表达自己的内心体验、想法、情绪等。多关心患者，随时了解他们的心理状态，在恰当的时间多与患者分析所患疾病的症状，不要刻意回避，这样有助于恢复他们的自知力。

**6. 饮食合理，适量运动**

家属要督促患者保持膳食平衡，少吃油炸及高热量、高脂肪的食物，少饮可乐、浓茶、咖啡等刺激性饮料，应多吃水果、蔬菜及其他高纤维的食物。同时，适量运动，如散步、打球、慢跑等，每日至少保证运动 1 小时，防止体重的过度增长，减少躯体疾病的发生。

总之，精神疾病患者的家庭护理是精神疾病护理的重要组成部分，给患者营造一个舒适、温馨的康复环境，是精神疾病患者康复期的重要保证，这样有利于巩固疗效，减少患者复发的次数。

# 帮助精神分裂症患者康复，家属怎么做

程　嘉

当躯体因为疾病出现组织损伤，影响功能发挥时就需要康复。如骨折后我们通过手术或保守治疗使骨折部位得到了恢复，但因为治疗过程中长时间的关节不活动，即使骨头长好了，我们也不能马上恢复运动功能，这时候就需要康复。另外，在疾病早期阶段也要预防因为治疗引起的不必要的功能损伤。精神分裂症是慢性疾病，疾病会影响认知功能（注意力、记忆力、计划能力、执行任务能力）、社交技能、生活技能，进而影响工作、学习能力。在家庭护理中要注意从医学、心理、社会、职业康复四方面帮助患者。

**1. 医学康复**

（1）固定医生定期门诊治疗，在医生的指导下选择合适的药物，观察药物副作用。

（2）同时在家庭护理中逐渐引导患者自主管理药物。如开始从家属摆药，患者认识药物的种类、服用剂量，自主按时服药，逐渐过渡到在家属的督导下自主摆药，自行按时、按量服药，最终达到药品可以自己管理好。

（3）帮助患者识别总结自己病情波动的信号，做到早期识别复发信号。

（4）引导患者认识自己疾病的表现，哪些是自己的症状。在这方面我们可以多参加医院的健康教育讲座和家属联谊活动，丰富精神卫生知识。也可以阅读《精神分裂症咨询》（北京大学医学出版社，2009）这本书来了解相关知识。

**2．社会康复**

（1）生活技能：鼓励患者自己的事情自己做，照顾好自己的生活起居、个人卫生，尽量不要包办代替。同时鼓励承担家庭责任，如帮助采购、做饭。这些都是很重要的生活技能。

（2）社交技能：鼓励患者与同学、既往的朋友交往。担心别人知道而断绝一切社会关系，会严重影响患者的社交能力。

（3）体能训练：部分患者在服药后食欲增加，加之活动减少，出现体重增加。家庭护理中注意监测体重，当发现体重增加超过基础体重 7% 时，要特别注意体重管理。可以鼓励患者参加户外运动，通过增加耐力（有氧运动）、肌力和柔韧性增加体能。如慢跑、瑜伽都是很好的增加体能的运动。

**3．心理康复**

（1）因为患病治疗等因素影响患者的学业表现，在一段时间可能休学或不能工作，患者很容易产生心理落差，这时候家庭成员要多给患者一些鼓励，并积极肯定，适度帮助患者树立合理的预期和目标。如暂时不能上学，先恢复看课外读物，多做家庭朗读、阅读分享，逐渐恢复课程复习、学习新知识。

（2）患病后患者容易对疾病产生很多负面认知、有羞耻感、认为自己会被周围人抛弃。家庭成员首先要树立积极康复信心。多接触康复好的患者和家庭，为患者找到康复的榜样。鼓励其像正常人一样生活。使其相信自己行为、举止表现正常，别人会尊重自己的努力。

（3）我们不能生活在"真空"完全没有压力的世界里。要帮助患者培养兴趣爱好，找到积极的情绪宣泄方式。有条件的情况下可以阅读认知行为治疗的书籍、练习正念冥想缓解焦虑情绪。

**4．职业康复**

（1）患者恢复的终极目标是能恢复上学、社会就业。在病情稳定的情况下可以鼓励患者寻找就业资源，增强面试的技能，学习职场中的人际交往，参加就业技术培训。

（2）职业康复还有更广阔的含义。家庭成员尽量鼓励患者参加有意义的活动，培养如绘画、手工、舞蹈等兴趣爱好，发挥个人优势。

（3）承担家庭责任，如帮助父母超市购物、银行缴费、照顾老人，都是发挥个人能力很重要的途径。

(4) 暂时不能社会就业时，也可以参加社会志愿服务，培养工作基本技能、加强团队协作能力。

以上从医学、社会、心理、职业康复四方面讲述精神康复中，家庭可以配合康复者开展的工作。

# 孩子患病后，是否要一味满足他的需求

程　嘉

有的家长在孩子患病后，心里很自责。日常相处中担心影响病情的稳定，不敢激惹案主，就答应孩子的一些要求。但一味地迁就容忍也让家长担心孩子欲望膨胀，超出了家长的承受范围。家长应该如何把握这个尺度呢？

我们在工作中发现，有些患者在康复期即使病情稳定，自知力恢复了，仍然有一些行为家人无法接受，如乱花钱。为什么会这么做呢？患者说因为在家里待着太无聊了，花钱时会给自己带来一点点快乐。从这样的诉说中我们体会到，孩子"任性行为"的背后可能是感到生活无聊、不快乐。

如果是这样的心理体验，不妨从以下几方面引导孩子丰富自己康复期的生活。

**1. 兴趣爱好**

帮助孩子把过去的兴趣爱好重新拾起来。有的孩子原来喜欢画画、弹琴，患病后家庭更多关注了服药、看病，完全把过去的爱好忘了。

**2. 社会交往**

安排孩子和同学聚会。有的家长担心孩子患病的情况被同学知道了，会笑话孩子，于是就剥夺了孩子的社会交往，也剥夺了孩子和同龄伙伴一起获取快乐的权利。

**3. 生活自理**

自理能力的培养非常重要。青少年忙于学习，且多是家庭中的独生子女，往往家庭成员会过度关心、照顾。生活自理能力的养成也是他们恢复自信很重要的环节。毕竟孩子不能总在父母身边，要独立面对生活中很多挑战。培养良好的生活能力，建立健康的生活规律，对大学校园生活乃至今后婚姻家庭生活都是非常重要的。

**4. 适度学习**

适当引导恢复认知、学习功能，根据孩子康复阶段不同，适度安排。如在开始阶段可以读课外读物，做一些读书笔记或写日记，安排共同的家庭时间一起交流看到的内容。既锻炼孩子的注意力、记忆力、表达能力，也促进孩子去了解周围发生的事情。逐渐过渡到学习一些相应年龄的课程，可以从孩子感兴趣的科目开始，从复习学习过的内容开始。再慢慢过渡到学习新知识。为恢复学习生活打下基础。

**5.　体育锻炼**

由于急性期治疗缺少社会活动，患儿的体能经常有下降的现象。家长要注重安排户外活动，增强体质。在控制体重、加强协调性训练的同时，为恢复学校生活打下良好基础。

**6.　心理调适**

在学习阶段患有精神障碍难免使孩子产生心理压力。孩子经常会出现如下心理状态：不知如何面对今后的生活，如何面对自己的同学；患病后学习没有以前优秀，落课了，心理接受不了；对心理知识了解不足，不知道自己患了什么样的疾病。如果有这样的困惑，我们推荐参加精神疾病健康教育活动，同时可以参加康复指导服务。可以帮助患者了解自身状态，了解疾病知识，树立信心。

所以，倾听孩子的心声，关注孩子行为背后的原因，可能是父母更应该做的。父母对孩子提出的要求不是简单的百依百顺，也不是一概否决。可以调整孩子的情绪状态，对孩子的进步多予以鼓励，使他们的内心需求通过健康途径得到满足，通过丰富生活内容，找到快乐、自信。在完成既定康复计划的基础上，孩子的需求可以以奖励的形式满足，也是很高兴的事。

# 家属为何难以与患者沟通

耿　彤

很多家属为难以和患者沟通而苦恼，常见的原因如下。

**1.　病情的原因**

许多患者生病之前，和家人沟通得很好。可是生病后，像变了个人似的，变得很难沟通，甚至完全不理家人。这种情况很可能和疾病有关。例如，精神分裂症患者在妄想症状的支配下，对家人产生怀疑，认为家人会害自己，因此不听家人的建议；精神分裂症患者还可能会因为阴性症状的影响，变得没有亲情，不愿意和任何人说话，包括家里人。一部分抑郁症的患者，会因为病情的原因，变得不愿意说话，不愿意和家人沟通。

**2.　家属说教太多**

许多家属经常对患者进行说教，仿佛家人没有嘱咐到的事情，患者就不会想到，也不会去做，但事实往往并非如此。精神疾病患者虽然有些时候分析和处理问题的方式不恰当，但绝大多数时间他们是清醒的。每一位患者都是一个独立的、完整的个体。他们有处理问题的能力和办法，也会有自己的思想观点。而许多家属往往忽略这些，每件事情都要不厌其烦地对患者进行说教，导致患者十分反感。甚至，当患者持有不同意见的时候，家属不论对错，要一遍遍地说服，直到患者放弃自己的观点为止。这最终会导致患者和家属之间越来越疏远，沟通越来越困难。而且，一味地让患者遵从家人的观点，会使患者变得不再主动思考问题，不再发表自己的观点。这时真正的麻烦才出现了。

### 3. 家属不能够理解患者

患者生病之后，会在病情的影响下发生很多变化。例如，在精神症状支配下有很多异常行为，生活不规律；服药之后，一部分患者会变得很呆板、发胖、睡眠过多；患者不能进行正常的社会活动，不能去上学或工作；患者及家人会遭到周围人、亲戚、朋友的歧视等。面对这些打击和变化，很多患者和家属一时无法承受。有一些家属，不认为自己的家人生病了，而是认为他们变得懒惰、意志力不够坚强、逃避困难，等等。家属的不理解使得本来已经饱受病痛折磨的患者心理再次受伤。他们更加需要家人的理解和关怀、心理上的支持。如果家属非但不理解，反倒给予更多的批评和指责，那么患者会十分反感，从而导致无法与家属进行有效沟通。

综上所述，家属在遇到难以与患者沟通的困惑时，建议积极分析原因。倘若是病情所致，需要及时到医院就诊，看治疗方案是否需要进一步调整。倘若是后两者，建议在与患者的沟通中，耐心倾听并尝试着理解患者的痛苦，避免对其不厌其烦地说教。

# 如何帮助患者收获精神成长

何　锐

患者在病情好转后要对生活保持积极态度，培养兴趣爱好，增强自信心，收获精神成长。塞翁失马，焉知非福。生活对每一个人都是平等的，只要你肯努力不放弃。在繁忙的都市生活中，每个人都要学会利用空闲时间，投入时间和精力培养自己的兴趣爱好，让自己的生活变得充实丰盈，使我们变成更好的自己。那么，如何培养兴趣爱好，收获精神成长呢？

### 1. 选择一件想做的事情

找到自己真正喜欢的事情，是培养兴趣爱好的开始。当你对一件事情真正感兴趣时，你能投入热情，专注其中，并从中获得快乐和成就感。比如做美食对有的人来说就是一件很有意思的事，端午的粽子、生日的面，自己做出来的参与感和仪式感，和买现成、吃别人做的完全不一样。建议大家多尝试，尽最大努力寻找身边可利用的资源，激发兴趣。先从一些入门较简单，容易收获满足感的事情着手，如做手工、练书法、跳广场舞、烘焙、画画、放风筝、爬山等。在自己不断的尝试中坚持探索，找出自己真正感兴趣并且想做的事情。

### 2. 发展持久的兴趣爱好

养成某种兴趣爱好，就应有一定的知识积累，这就需要我们在找到自己的兴趣之后，就着手通过不同的渠道和方法去学习，让其成为可持续发展的爱好。以画画为例，可以自己在家里花一些心思装饰布置一个专门的角落用来画画。另外，选择一些固定的时间画画。这样，时间和地点的情境就会印刻在脑海里。条件允许的话，还可以考虑变换画画的地点，比如到自然风光好的地方去画，也可以考虑变换画画方式，比如用电子画板、新的画笔或者颜料。还可以跟着会画画的家人学习，或者通过网络跟着喜欢的老师学习，还可以把自己的作品在朋友圈、好友微信群中分享，等等。

### 3. 联系生活，学以致用

兴趣爱好有一定的时效性和新鲜度，如何持续保持并进一步发展成为常态，则需要我们把兴趣爱好和生活相结合，并学以致用。比如爱好做美食的患者，不仅可以在空闲时间通过烹饪来转移注意力，释放压力，享受其中的乐趣，还可以给家人准备美味的佳肴，和家人共享美食。这种幸福感和成就感，能激发出患者更浓厚的兴趣，帮助患者收获精神成长，是患者坚持下去最好的动力。

兴趣是最好的驱动力，培养自身兴趣爱好等于培养生命的活力。兴趣给我们最大的回报，不在于物质，而在于精神的满足。"路漫漫其修远兮"，在患者培养兴趣爱好的过程中，家庭成员也要给予支持，积极参与，为患者提供一个培养兴趣的氛围，见证其成长。

# 善用支持资源

李文秀

照料精神疾病患者不是照护者一个人的责任，善用社会支持资源是照护过程中必不可少的部分。本文将从照护者有权寻求支援、在哪里寻找适合的资源、建议三部分进行介绍。

### 1. 照护者有权寻求支援

不管是出于病耻感或是不愿麻烦他人的原因，我们发现有些照护者觉得家里有精神疾病患者是一件难以启齿的事情。他们常常认为"别人要是知道我家里有精神疾病患者，肯定会瞧不起的，一定不能让他们知道"，或者"我家里的人患病是我们自己的事情，就不要麻烦别人了"。

但是，随着社会的进步，大家对精神疾病的包容和接纳程度逐渐提高，越来越多的人能够正视这一疾病。每个照护者的能力和精力都是有限的，总会有需要他人帮助的时候。独自承担照护重任不但使照护者精疲力竭、身心受到严重的损耗，而且患精神疾病的亲人也得不到良好的照顾。

比如，家属在家里指导患者做一些家务、游戏等居家康复训练时，经常出现患者不配合的情况，照护者也因此产生很大的挫败感。这个时候，如果带患者到社区的日间康复照料站，让其在团体活动中进行康复，患者反而更容易接受并且持之以恒。

类似的情况并不是因为家属没有尽到照护的责任，而是因为不同的人、环境能带给患者不同的刺激，因此他就会有不同的反应。家属提供的照护是关键组成部分，但并不是全部，也要给患者提供社会支持层面的照护，建立起立体的、丰富的照护环境，从而更好地帮助患者康复。

因此，寻求外界的帮助，并不代表自己不负责任。相反，寻求支援可以让患病的亲人得到更好的照顾。照护者要克服自己使用资源的障碍，要相信一定有人能给予帮助。

**2. 适合自己的资源在哪里**

通过一个小调查，寻找适合自己的支持资源：

（1）您家里的第二照护者是谁？多长时间来一次帮您照顾亲人？

（2）您的其他家人有给您提供支持吗？如果有，都提供哪些支持呢？

（3）您家里雇佣保姆或者护工了吗？

（4）您所在的社区有温馨家园或日间照料站可以接收精神疾病患者吗？

（5）您是否定期寻求社区精防医生的帮助？

这些资源包括家庭资源、医疗资源、社区服务资源、机构照护资源等，不同的资源在疾病的不同阶段帮助照护者更好地照顾患者。照护者可以选择其中适合自身情况的资源，寻求一切可以利用的支持资源，帮助自己更好地承担照护工作。

**3. 建议**

（1）坚持定期带患者到医院就诊。

（2）遵照医嘱，保证患者坚持服药。

（3）坚持记录照护日记。照护日记有两大好处，一是帮助照护者积累经验，二是一旦找到帮手，其他的照护者可以更容易来分担这个任务。因为每个患者都是很独特的，照护日记能帮助大家采取对这个患者最有效的方法，给他最妥帖的照顾。

（4）尽可能带患者参加社区康复活动，社区精防医生的康复指导可以帮助照护者积累经验，减少束手无策的无力感。

（5）参加照护者支持团体活动。支持性的团体可以帮助照护者发展资源，渡过难关。这个时候照护者不再孤单，帮助照护者以达观的生活态度面对生活。

衷心祝福每一位精神疾病患者的照护者，能够从漫长的照护经历中留下生命中具有特别意义的美好记忆。好好照顾自己，做一名自信健康的照护者。

# 第6章 职业康复技术

## 如何恢复到学校生活中去

程 嘉

精神疾病患者很多都是青少年起病，而这个时期正是他们的求学阶段。随着病情逐渐得到控制，这些患者以及他们的家庭都面临一个共同的问题，就是在疾病急性期过后，如何恢复学业，回到学校生活中去。根据既往患者的经历以及临床经验，总结以下几点。

**1. 要接纳自己**

在患病以后，患者和家属是否能够接纳疾病带来的变化和目前的状态是非常重要的一点。很多患者只想到自己过去是多么的优秀，原来在班级里都是前几名，每次发奖状都有自己。家长也常有这样的心态，不能够去面对自己的孩子在一段时间内学习和生活状态有了新的变化，老是活在孩子过去有多优秀的想象里，而没有按照这个疾病的时间节点往前看，没有接纳孩子患病的事实。诚然，患病本身及病后恢复学业是患者及家人遇到的困难和挫折。但正因如此，我们才更应面对它，以现状往前看，看到我们需要做哪些事情，需要怎么样克服这些困难，有哪些资源可以利用，从而帮助患者树立正确的心态，以更积极的面貌去解决问题。

**2. 正常化**

不要觉得患病后，自己跟其他人不一样，要与其他人分隔开。比如不敢和原来的同学交往，认为只有完全恢复正常了才能跟同学交往。社会的隔离和没有人际交往对患者社会功能恢复是非常不利的。如果患者感觉自己的状态还没有完全恢复，那我们可以制定可行的方案，并尽量正常化。比如说如果全天都学习压力太大，那我们可以先调整为半天；比如说全日制课程跟不上，那我们可以选择自考或函授教育，此外还可以选择一对一教育等其他一些形式。总之，让自己的生活尽量正常，现在能达到哪一个程度，就从这个程度开始，逐渐适应，根据状态逐步调整。

**3. 目标可行**

我们希望恢复学业，那具体的远期目标是什么？近期能达到什么目标？我们要一步一步走。家属和患者对目标达成一致，然后一同去持续不断地努力，来逐渐实现愿望。我们有许多家属开始都觉得：孩子能回到正常的高中生活吗？还能考大学吗？临床工作中有很多非常好的成功案例。在回访中，有很多患者都是能够继续读完高中并完成大学学业，也有通过自考拿下文凭的。这些成功的案例都是通过坚持不懈的努力、不放弃受教育的机会以及争取各种资源换来的。很多患者及家属和我们分享，在刚开始的半年内有各式各样的困难，但经过跟医务人员沟通，整合各种资源，一起想办法帮助患者度过了这个困难的时期。随着患者、家属、医务人员持续不断的努力，患者的认知功能与社会交往能力变得越来越好，最终融入学校生活。

# 精神疾病患者复学需要注意哪些事项

李静静

个案管理中，很多学生患者面临的一个普遍问题是：休学后经过治疗状态基本稳定，想回到学校继续上学，此时需要注意哪些事项呢？

总体原则是：病情稳定最重要，其次是完成学校规定的课程、完成学业，最后是成绩上的要求。人在不同的人生阶段有不同的任务，不管之前学习多么优秀，要接受患病的事实。由于疾病和药物副作用的影响，患者在患病后各方面的能力都会受到不同程度的影响。需要重新评估自己生病后学习、社交各方面的情况，重新起航。

具体的要求有如下几条。

**1. 疾病的自我管理**

（1）按时服药：可以采用定闹铃提醒的方式，刚复学的一段时间里家属也可以每天微信或电话提醒。对疾病要有正确的认识，精神疾病是慢性病，需要在医生指导下服用较长一段时间药物。在具体服药时，如果是住宿生，可以把药瓶换成维生素或其他保健药的药瓶，以防同学发现后引出一些不必要的麻烦。

（2）作息规律：保证每天 8 ~ 9 小时的睡眠，最好晚上 11 点之前睡觉，因为人的睡眠黄金时间是晚上 11 点到凌晨 2 点。这样最符合人体激素水平的变化。时间错乱后，容易引起内分泌失调。最重要的是，睡眠时间过少或作息紊乱不利于病情稳定。

（3）坚持运动：找一个自己喜欢的运动坚持下来，运动不但能够锻炼身体，同时也能帮助宣泄负面情绪，释放压力。

**2. 学习方面**

休息了一段时间，加上疾病和药物的影响，复学后如果像病前一样在学习上要求自己，会存在一定困难，所以需要降低对学习的期待。首先做到形式上与大家一样，正常地吃饭、去教室上课、睡觉，然后再慢慢提高学习的效率，可以从简单的书看起来。复学之前每天可以安排一定时间学习，这样可以提前做一些准备，同时也是一个小的检验。

**3. 人际关系方面**

这个方面最突出的问题是复学后可能会有同学询问为何休学。这时需要提前想好说辞，不然会猝不及防。建议不要直接和盘托出（告诉对方自己的真实情况，比如得了什么病，吃何种药），因为目前社会大众对精神疾病的接纳度还有待提高，告知对方真实信息后，可能会对自己的处境不利。至于应对的说辞，患者需要提前跟家人商量好，保持一致，可以把自己的病说得轻一点，比如称是睡眠障碍或者神经衰弱之类的，这样对方更能够接受。有人可能会说：这不是要让我说谎吗？其实，疾病是自己的隐私，别人问到的时候完全可以不说。但同学会问也是出于关心，无奈又不能完全告知实情，出于对自己的保护只能这样说。其实，别人并没有那么大兴趣关心你到底得了什么病，不会追根问底，所以也不用太紧张。

**4. 与家人的交流**

家庭支持是康复中重要的因素。复学后，患者在学校里发生的高兴的事要跟父母分享，让父母放心，感到有压力的事也要跟父母分享，让他们一起出主意，一起去面对困难，积极应对。父母也要加强与学校老师或者辅导员的联系，了解患者在学校的情况。

# 康复期如何对待学习压力

姚贵忠

小 A 被诊断为精神分裂症已经 10 余年。初中未毕业就住院了，住院期间每天吃 5 片氯氮平，病情稳定之后就一直吃此药维持。但长期吃氯氮平导致他生活懒散、退缩，就没有再上学，人也很胖。后来合并利培酮治疗，他渐渐开始学习，也慢慢和别人讲话了。

他喜欢电脑和英语，通过了计算机操作基础，还考了 100 分，后来又学网页设计（中级）。由于基础差又加上吃药，他付出的要比常人多得多，非常辛苦，经常有打退堂鼓的思想。看着他这么辛苦，家长虽然很难过，但还是经常鼓励他。随着他的身体和精神状况一天天好起来，家属感到非常高兴。

2 年后他参加了自学考试英语大专培训班，现在已通过 4 门考试。在学习中，他总感到记忆力差，有时因为记不住、看不懂，比不上别的好同学就烦躁（他很要强）。家属很担心他因为学习压力大而复发，每天心惊胆战，甚至劝他放弃。

我们很能理解家属的担忧，但作为患者本人，他能够坚持学习计算机操作、网页设计和英语大专培训班，非常不容易，说明他康复得很好。

学习对精神病康复的意义是肯定的。学习就是向大脑内输入信息的过程，人的大脑需要不断地进入信息，否则就会退化。但是，精神疾病患者在学习的过程中应注意：

（1）建立规律而合理的作息时间，不要因为学习而过多地剥夺睡眠时间。

（2）变被动学习为主动学习，充分享受探索未知世界的快乐。人都有这样的经验，自己感兴趣的事，再累也不觉得。比如喜欢集邮的人，可以在小小邮票的方寸之间连续摆弄几个小时，不仅不觉得疲乏，反而越来越兴奋。而对于不喜欢集邮的人来说，这是一件枯燥乏味的事。

（3）放松心态。把学习看成是积累知识、增长见识的过程，就容易心态平和。如果只想着去应付考试或者跟别人一比高下，势必给自己增添心理压力。持续的精神紧张不仅会造成多种身体的不适，还会引起情绪不稳，甚至增加药物的副作用。

（4）需要不断得到来自自己或他人的鼓励。正性的强化可以激发潜力的发挥，比如，可以给自己规定循序渐进的学习进度，请家长监督，完成了就自我奖励一下，使自己在学习的过程中始终处于愉悦的状态，学习效果也会事半功倍。

相信像小 A 一样有毅力坚持学习的人有很多，并且做得非常出色。我们在个案工作中可以鼓励康复者再接再厉，争取更广阔的未来。

# 国外求学患者复学须知

李静静

个案管理工作中，很多案主在国外上学，生病后在国内治疗恢复了一段时间。如何才能判断是否可以继续赴异国读书了呢？可参考以下几个方面。

**1. 病情方面**

（1）病情是否稳定

需要医生评估病情是否稳定，之前发病时的症状是否消失或者对社会功能影响大不大。案主要对自己的疾病有自知力，对之前发病的状态有所认识，对所服用药物有所了解。

（2）认知功能的水平

疾病会对案主的认知功能有影响，比如注意力不能集中、记忆力下降。可以让医生开一些认知功能方面的检查，以客观测试了解自己的认知功能状态。同时也可以通过平时读文章的状态来评估，比如从读文章的难易程度、读书时长和读书时注意力集中状态来判断。

（3）疾病管理能力

能够按时服药，了解疾病相关知识、情绪疏导的方法和疾病复发的预警信号，如睡眠障碍、多疑、性格改变等。规律生活和运动对疾病的稳定也有很重要的作用，运动对情绪的帮助是有研究依据的。

（4）疾病复发的应急处置

学校若知道案主的疾病状态，是否能给予一定支持，包括校医的医疗支持、学校的心理辅导、在出勤上能否宽限等。国外就医一般需要等待的时间较长，是否可以跟国内的医生建立网络联系，在案主病情波动的情况下可以通过网络给予一定指导。案主要对周围的医疗资源有充分了解，有轻生想法一定要联系家人。

**2. 社会心理方面**

（1）压力源的评估

对导致发病的压力源有充分的认识，比如是否是学业压力大、环境适应不良或者是人际关系不佳导致。要对复学后这些方面的有充分的评估。

（2）学业方面

具体评估复学后学业上要面临的任务，评估难度系数，要对学习成绩有合理预期。先尝试融入或者部分融入学校的学习安排，然后再慢慢提高学习成绩。

（3）人际关系方面

具体评估之前的问题是什么，可以请专业人员帮忙一起分析。是国外华人圈子小交不到朋友还是社交被动，或者是社交技能缺乏导致人际关系不和。针对具体的问题去考虑具体的应对办法。总之，要充分调动各种可能的人际资源，为自己营造一个良好的人际环境，有利于疾病的康复。

（4）家人的支持

家人是案主重要的支持，家人要给予案主充分的理解。案主生病后在学习成绩等各方面的表现有可能均不如前。很多家属不能接受这个事实，依然对孩子抱有很高的期望，给孩子造成很大的压力，所以家属首先要调整好自己的心态，学习疾病知识、护理知识，这样才能更好地帮助孩子。

（5）耻感方面

要对疾病有正确的认识，它跟高血压、糖尿病一样，是一种正常的疾病，很多人在人生的不同阶段都有可能得，它是可以预防和治愈的。既不要轻"敌"，也不要战战兢兢，整日把自己当成病人。的确，社会对精神疾病的认知还有待提高，但只要自己做好疾病管理，病情稳定，正常生活，只要自己有自信，表现得跟别人无异，就能很好地与别人融入，而且别人也没有自己想象的那么关注自己的情况。很多人困惑复学后如何跟人解释自己因何休学。疾病是自己的隐私，没有必要主动告诉别人，如果有人问起，简单委婉说明即可，不必把自己得病的真实情况，包括什么诊断、是否住院这些隐私情况告诉别人。

# 陪读家长的注意事项

耿　彤

抑郁症患者康复后回到大学校园里，家人陪读的模式是普遍存在的。其背后的原因有很多，我们大致分析如下。

第一，从精神疾病的角度分析。抑郁症是精神科的一种常见疾病，具有情绪低落、愉快感丧失、精力不足等表现。在患病的情况下，很有可能出现生活懒散、不想见人、烦躁不安、睡眠饮食不规律等表现。关于对将来的打算，可能和抑郁发作有关系，因为患病期间会出现对很多事物都丧失兴趣的表现。当然，也有可能是心理因素所致。如何区分是疾病还是心理因素，要看回到大学生活以后行为、情绪变化的过程。一般而言，疾病导致的行为改变是和情绪改变相伴行的，即抑郁情绪出现的同时，行为变得懒散、退缩，学习能力下降。随着治疗的进行，情绪逐渐好转，行为活动也逐渐增多，学习、人际交往能力逐渐恢复到患病之前。如果是心理因素所致，有情绪低落，意志行为活动下降的情况，但是程度比较轻，进程比较缓慢，患者能够选择性做一些自己喜欢的事情。

关于抑郁症的治疗，还是应该以药物治疗为主。药物能够快速缓解抑郁情绪，帮助患者早日摆脱疾病困扰。如果遇到患者不能按时服药的问题，建议家长别着急，先尝试和患者沟通，了解不想服药背后的原因。家长在陪伴患者去医院就诊的时候，通过医生的帮助，来化解对服药的困惑，增加治疗的依从性。

第二，谈谈大学生厌学的心理问题。当今高校陪读现象非常普遍，这背后也反映出当今大学生的心理问题。曾经有一名在北大工作的精神科医生在他工作期间做过统计，约 30% 的北大新生厌学，他的有关"空心病"的文章引起轰动。很多人感到诧异：都上了北大了，都是人中龙凤，怎么能够厌学？但事实的确如此。笔者曾经在门诊接诊过一个学生，他来诊的原因是想自杀。问其原因，他说："我从小被灌输的理念就是好好学习，听老师和家长的话，将来上北大清华。我天天学习，成绩优秀，可我不开心。想和同学出去玩，家人会阻拦，因为玩的时间可以继续学习，同时爱玩的学生学习不好，怕把我带坏了，因此我也逐渐失去了朋友。高中的时候我就想死，只不过那时候小，不敢去行动。后来想想，也许上了大学了，我长大了，就开心了吧。结果我现在上了北大了，仍然不开心，还是想死，因为我不知道为什么活着。"仔细品味，他内心的虚无感令人心痛。当下有些家长的教育思想是，让学生不惜一切代价考名校，考高分，却忽视了人生价值体系的基础建设。如果家长能够坐下来，和孩子心贴心地聊聊，听听他的心声，走进他的内心世界看看，结果会是不一样的。如果没有办法深入地交谈，可在患者同意的前提下，陪伴他去看心理咨询门诊。

第三，关于家长和孩子相处的问题。建议相处中以平等独立、相互尊重为原则。任何一件和孩子相关的事情，都要和他协商，看看他的意见是什么。当然，很多事情会出现分歧，这是不可避免的。在存在分歧的时候，可以相互协商、探讨，争取达成统一意见。关于孩子的很多事情，家长可以提出参考建议，至于他是否采纳，还是应该以尊重他的意愿为原则。除非在疾病的影响下，他做出了不理智的选择或行为，如自杀或者伤害自己，才可以采取违背其意愿的方式干预。

陪读的家长不容易，辛苦自不必说，更多的焦虑与纠结都掩藏在自己内心，精神压力极大。如果陪读的家长感觉自己精神状态不好，也需要及时寻求医生的帮助，以免病情加重，造成更加严重的后果。

# 精神疾病患者在工作前需要考虑什么

韩冬影

案主叫小白，3 年前上大三的时候被诊断为精神分裂症，经住院治疗能坚持完成学业，其间曾有小的波动（停药后立即出现睡眠问题，恢复治疗后逐渐好转）。毕业后小白曾有过几份短暂的工作，后经自己的努力面试进入一家新公司从事数据编程工作。和小白同期进入公司的还有几位新人，小白凭借自身的努力成为第一位被转正的员工。但好景不长，自认为痊愈了的他自行停药后很快便出现了症状，不得不再次住院。目前已经出院 3 个月，每天能够规律作息，能认识到服药的重要性，在家能做简单的家务，能坚持去健身房锻炼身体，自己有回去工作的想法，希望在工作前能得到专业人员的指导。

在一次个案查房中专门就案主的情况展开了讨论，重新回到工作岗位需要做哪些准备，要考虑哪些因素。总结了几点，供大家参考。

**1. 工作节奏方面**

考虑自己是否生活规律，能适应上班的节奏。

**2. 服药相关问题**

小白既往有自行停药的情况，也因此导致工作中断、疾病复发住院。病情稳定是开展一切工作的基础，能否主动坚持服药是维持病情稳定的根本。

服药方法上是否便于外出工作，药物能否调到早晚服用。中午在外服药一方面担心被别人看到，另一方面避免因为特殊情况漏服药。

**3. 工作能力方面**

鉴于案主之前从事编程工作，需要评估其目前认知功能如何，注意力、记忆力、理解力、表达能力、执行能力如何，阅读专业书籍的情况怎样。可以让患者尝试完成一个小软件的编程，评估自己的工作状态和持续用脑编程的能力。

### 4. 工作单位离家的距离

无论从疾病恢复的角度还是服药后有可能出现副反应的角度，患者均需有充足的睡眠。如果工作单位离家相对较近，便可以留给自己更多的休息时间，有充足的精力才更有动力努力工作。

### 5. 工作中涉及的人际交往

工作中如何把握与同事的关系、与管理者的关系，能否接受潜在的压力（如病耻感方面，别人知晓后会怎么看）。

一位康复好的患者曾分享："咱们初出茅庐，踏入社会，无论患病与否，都会有一个瓶颈，那就是适应的过程，如果工作不顺利也很正常。我之前跳槽过很多单位，两三年换五六家公司，目前算是稳定。任何事不是一蹴而就，要有一个过程，只是每个人的过程长短不一样。要有充足的心理准备，同事间的人员变动，和老板的信任关系的重新建立都需要考虑。交往中多看到别人的优点，多寒暄、多赞美，多站在对方的角度看问题，彼此积极配合等，才能有更融洽的人际氛围。"

### 6. 家庭支持情况

家人的想法很重要，是否支持患者去工作。当遇到困难时，家人能否积极地帮助患者寻求方法，做正向的引导，与其一起共同面对。

### 7. 备选方案

如不能回到原工作岗位，可与领导协商考虑在家完成小件的承包工作，或再重新面试新岗位，可做多种准备。

如果迫切希望出去工作，不妨参照以上几点做好准备，坚定信念，在复元的道路上不断前行。

# 在工作中避免疾病复发，家属需要注意什么

程　嘉

以往与康复者的沟通中，接触过很多成功的例子，同时也有一些经验教训的总结。希望对广大患者和家属有所帮助。

### 1. 固定门诊医生

通过过去的经验教训我们发现，一些家属对门诊治疗是存在误区的。有些家属想尽量看全所有专家教授门诊，认为集思广益，多看总不会错。但是精神疾病有它的特殊性，诊疗过程中需要对病史及精神症状表现有细致的了解。频繁更换门诊医生，造成医生对患者的情况缺乏全面、系统的了解，对患者一些病情变化或草木

皆兵或没有引起注意，而没有给予恰当的诊疗建议。固定的门诊医生对患者的疾病发展、药物治疗、不良反应、症状特点有连贯性的观察和认识，在选择药物和评价病情变化方面较其他医生有明显优势。同时稳定的医患关系也增加患者对医生的信任，对提高治疗依从性很有帮助。患者在工作中有紧张情绪、心理压力时也能及时和自己信任的医生沟通，起到早期排除复发风险的作用。

### 2. 识别疾病变化的早期信号（情绪和睡眠）

最容易发现的疾病变化信号是情绪和睡眠。如果患者近期情绪变化显著，回家后对一些事情和人际关系表现特殊的情绪反应时，家属可以尝试与孩子说说话，了解他们是怎么想的，适当疏导情绪，开导孩子。另一个需要注意的信号就是睡眠，家属在生活中要注意孩子的睡眠，孩子是不是因为白天上班的事情感到压力大，睡不着，还是以前不好的感受又回来了。家属要注意和孩子多交流，了解孩子的想法和体会。当情绪和睡眠有持续变化时家属要引起注意，及时就医。

### 3. 选择合适工作

在康复中如何寻找适合自己的工作，这是很多康复者共同面临的问题。需要考虑工作时间、性质、种类、薪资等。因为康复者去工作主要的目的是回归社会，所以薪酬没有排在首要因素。我们建议尽量选择上下班时间固定，有节假日的工作，能够保证康复者有充分的休息时间。有时康复者对自身能力不了解，存在对自己要求过高的情况。其实康复过程中需要循序渐进。家属可在其选择工作时适当引导，由简单的工作慢慢做起，循序渐进。

### 4. 积极寻找支持

重新步入社会，参与工作，康复者如同初飞的雏鹰，要重新适应自己在家庭和社会中的定位，面临很多压力。其间家人的陪伴是他们康复路上最好的支持。不是简单直白地发表作为家长的意见和主张，而是一家人坐在一起，安静地听听孩子的想法和最近经历的事情，这是对孩子最好的支持。当孩子的社交范围扩大后，还可以帮助孩子寻找更多的社会支持，鼓励他们积极交往朋友、搞好同事关系，参与各类社团，在活动中建立自信，找到自身优势，让他们通过更多的方法和途径释放各种压力。

与此同时，家属和康复者应努力学习必要的康复知识，降低风险，让康复之船扬帆远航。

# 精神障碍患者如何面对社会工作

耿 彤

精神障碍患者患病后大多面临就业难的问题，大多存在是否该去工作的困惑。在这里和大家谈谈精神障碍患者如何面对社会工作的话题。

## 1. 工作为什么会令大家感到困难

原因之一：入职困难。

大家都知道，精神疾病康复的终极目标是回归社会，参加社会工作。很多患者因为起病年龄比较小，所患疾病比较严重，康复周期漫长，没有机会完成更多的学校教育，或者错过学习劳动技能的时机，在恰当的年龄错过了参加社会工作的机会。因此，很多患者不具备高学历或掌握专业技术的优势，入职困难。当年龄比较大的时候去找工作，招工方会问你的工作经历。如果如实说患病的经历，几乎不可能被录取，不如实说又不能解释为什么多年不工作。因此，很多患者一旦想起去找工作，就开始担心被人知道有精神疾病，工作的热情瞬间消失得无影无踪。

原因之二：很难处理好工作的压力。

一些患者通过不懈努力，终于走上了工作岗位，但是工作压力的问题随之而来。众所周知，大多数人参加工作是循序渐进的过程，逐渐进入工作角色，去适应工作环境及压力。这个过程多数人都要经历，被称为"社会化阶段"。但对于精神障碍患者，他们在疾病的治疗和康复过程中，与社会接触会有中断。当再次回归社会之后，他们很难在短期内适应社会环境。同时，很多患者存在性格敏感内向，不善于表达，不擅长沟通，做事过于认真刻板等特点。工作中与人相处困难，进一步增加了内心压力，容易导致病情复发。如果经历了工作失败，会进一步增加对工作的恐惧心理。家属对于患者病情复发也是痛心疾首，他们表示：我们宁可养你一辈子，也不希望你病情再复发。很多家长为了防止患者病情波动，也不鼓励患者去工作。

原因之三：居安不思危。

受独生子女政策的影响，很多患者都是家庭中唯一的孩子。当这些独生子女患病以后，父母两个人全力以赴，悉心照料，生怕病情复发，主动帮助患者承担所有的困难和压力。安逸的生活使得他们病情逐渐平稳，但同时也逐渐在丧失独立面对生活的能力，变得愈发脆弱，逐渐成为"温室中的花朵"。长期的安逸生活使得他们很难走出家门，不想再次踏入社会。与出去闯荡世界相比，很多人更愿意待在家里，衣食无忧地生活。

## 2. 该怎么办

如果真的没有办法参加社会工作，也没有必要逼迫自己，除此之外还是有很多事情可以去做的。

（1）培养独立生活的能力

随着时间推移，父母会逐渐老去，身体条件变差，没办法照料患者，甚至自己也需要他人来照料，这时候的家庭重担慢慢向患者倾斜。如果患者不具备一定的生活能力，很难承担起家庭责任。我们建议患者朋友在病情平稳以后，尽早开始独立生活技能的训练。可以学习料理家务，不仅是帮助父母做事，更大的意义在于家务劳动能够带来快乐，体现自我的价值。在学习居家生活的过程中，可促使患者走出家门，接触社会，对外面的世界有更多的了解。例如，患者可以学习缴纳各种生活费用、超市购物、参加社区组织召开的各种会议讲座等。

（2）充分学习国家及地方现有福利政策，争取获得最多的福利保障

目前迫使精神疾病患者去工作的主要原因是经济压力。精神疾病给任何一个家庭带来的经济压力都是巨大的。一方面，患者不能为家庭赚钱，还需要长期的医疗支出，这是一个巨大经济负担；另一方面，患者病情严重的时候，家里需要有一个人来专门照料患者，使得家里赚钱的人又少了一个。如果患者康复以后尽早去工作，可减轻经济压力。患者如果真的不具备工作能力了，可以享受国家给予精神障碍患者的福利政策。以北京为例，精神疾病患者因为长期患病导致精神残疾，可办理残疾证，享受国家的助残补贴。有了残疾证，可以办理免费服药，申请廉租房、保障性住房等；患者家属可以享受精神障碍照料者补贴。

目前国家为精神障碍患者提供的福利政策非常多，如果患者具备获取福利的资格却因为不熟悉政策而浪费了机会，岂不是很遗憾。希望各位患者朋友有时间向当地街道、民政、残联等机构了解相关信息。

（3）参加志愿者服务

虽然很多患者难于去应聘工作，但还是存在参与社会服务的愿望的。这样的情况下，可以去参与社会志愿者服务，同样可以为社会做出自己的贡献。在参与志愿者服务过程中，可以体会工作的快乐，体现自我价值，也可以学习到团队协作、遵守纪律等职场规则。通过参与志愿者服务，积累一定的经验，为进一步回归社会做准备。

（4）根据自身情况，尝试参加社会工作

如果患者一直病情稳定，社会接触很好，还是建议去尝试工作的。在加入一份工作之前，要充分了解即将面对的工作的性质、强度、内容等，评估自己的能力，看看能否胜任。一般情况下，建议先从轻体力、劳动时间短、技术含量低、人际关系简单的工作开始做起。应该记住：参加工作的主要目的并不是赚钱，而是提高自己的社会适应性及工作能力，找到一个可以学习和锻炼自己的机会。待自己的能力足以胜任任何社会工作之后，赚钱的问题也会迎刃而解。在此过程中告诫自己：尽力就好，不给自己增加任何压力；能做就做，不能做就不做，不必强求；必要的时候可以放弃工作；即使工作机会失去了，也要保证病情平稳，工作没有了可以寻求

下次机会。

　　综上，针对精神障碍患者面对社会工作过程中一些问题的分析及建议，以供参考。希望患者朋友能下定决心，改变状态，每天做一点儿觉得有意义的事，争取早日康复，早日生活独立，承担起家庭的责任。

# 病休后该如何适应复工

韩冬影

　　"她之前一提到工作就会紧张得浑身发抖，痛哭流涕，现在能在这里一起谈这些事情，已经进步很大了。"在一次个案督导的会谈中，小 B 的母亲这样说道。

　　小 B 是一名患有焦虑抑郁情绪障碍的案主。主要因病前半年小 B 工作量逐渐加大，工作压力增加，她逐渐感到委屈，下班以后心情不好，偶尔偷偷一人哭泣，不想上班，因工作性质的重要性，又一直默默地坚持着。后来单位领导再次给她增加了工作任务，小 B 无法再控制自己的情绪，有时在同事面前大哭，每天大部分时间高兴不起来，主动性及兴趣均下降，不愿意见人，睡眠不足，还不时出现胸闷、心慌等身体不适。

　　经过治疗，尽管小 B 的状态在一天天地恢复，但对于回去工作她始终很焦虑，不知该如何面对，自己好不容易从那么痛苦的状态中走出来，害怕回去之后再"重蹈覆辙"，觉得自己之前栽了跟头，对未来没有信心。目前小 B 休假已经 4 个月了，现有一个同事接替她之前的工作，对方每周都和小 B 短信联系，小 B 会给予反馈，多是短信联系。她目前仍不愿上微信，几天前登录自己的微信号，发现有不少于 10 个工作交流群每天都会发通知，看到后仍会很紧张，干脆选择不看。为了帮助案主后期适应复工，经一起协商后将个案工作的方向定位在评估复工前所需的准备和工作中需要做的调整两方面。

　　首先与小 B 一起梳理了她的工作情况。她所在的是部级直属事业单位，已经在这里工作 6 年了，深知自己的工作来之不易，很是珍惜，自己之前也做了些"开荒"的事情，对工作比较熟悉，对疑难问题也比较了解。从单位的角度，岗位很需要小 B，如果离开，领导会觉得少了一个帮手；从案主的角度，小 B 前期付出了很多的心血，也喜欢这份工作，不做会有些舍不得；家人也表示支持案主的决定。所以康复目标是希望能继续回到原工作岗位。

　　小 B 的工作岗位是一个点，工作环境是一个系统，系统上下是如何运作的？有什么样的资源？单位的体制是什么？上级单位是什么？上下级单位间如何进行交流？单位的职能是什么？对社会的贡献是什么？有什么资源？单位整体工作压力有多大？案主在什么岗位？具体负责哪些工作内容？每一项工作强度、压力有多大？和同事交流如何？和领导交流如何？案主对自己工作态度如何？职业价值感怎样？访谈可以逐个梳理，帮助小 B 去思考。

小 B 一直是单位的"五好"员工。母亲说女儿一直是乖乖女，在外边总是希望给人留下好印象。在单位一直是能者多劳，女儿一人同时兼任了四个半人的工作，手上的活儿被一点点地增多。工作强度大的时候，每天四五点醒来，想着尽量早点儿到单位。单位 9 点上班，小 B 大概 7 点就会到，吃完早饭趁别人没来先干每天固定的活儿。如果领导来得也早，便早早地汇报完工作，尽可能多挤出一些时间留给那些不确定的工作。任务来了之后不管做什么也要放下手头的事情，很多时候都是自己摸索着做，总结经验不断改进。小 B 还负责一些人事的管理工作，称自己的动力点就是大家对自己的认可，如果能迅速帮助别人完成一件事，且对方给予高度评价，会激励自己再继续做别的事情。小 B 一度将精力全身心扑在工作上。但后来活儿多压力大，出现了几个错误，再加上年终考核不记名的打分，自己的分数靠后，找不出这其中的缘由，就变成了压垮自己的最后一根稻草。

小 B 虽然有对未来现实问题的担忧，但也有很多自身的优势，比如自己很喜欢这份工作，能干，肯干，有工作经验等。为了顺利适应复工，建议正式工作前让自身状态先启动起来，可以先恢复生活。小 B 给自己设定一些作业，要有计划地执行，准备把家里能做的事情先做起来。以做饭为例，要怎么安排，先做哪个后做哪个，会不会因为一些安排不当再次引起焦虑，等等。做饭能够很好地训练执行功能。其次可尝试正式复工前与领导共同商议，能否加派人手、划清工作的界限。可以通过列表的形式把工作内容都放进去，理清哪些是难点做不了的，哪些是可以调整的，哪些是需要自己克服的，等等。此外，储备一些心理健康的知识也很重要，能够了解病情不稳定时的先兆表现，很好地识别情绪的变化，学会情绪管理的方法。也可以通过一些训练的手段来达到身体的平衡，如放松训练、正念、瑜伽、八段锦等。

有很多精神障碍的患者和小 B 一样，对于病休后去复工有很多顾虑。可以从提高自身应对状态，评估工作岗位的性质、压力，调节工作的环境因素来提升工作适应能力。

# 第7章　北京市海淀区社区个案督导案例

## 系统式督导流程介绍

系统式督导是帮助个案管理员成长的一种督导形式，能充分发挥多学科团队优势，提升个案管理水平，扩展个案管理思路。通常一次系统式督导持续时间约为1小时，分为以下5个步骤：

1．个案管理员（社会工作者）介绍案例基本情况。（5分钟）

2．个案管理员就在场人员的困惑进行解答或信息补充。（15分钟）

3．其他人员（多学科团队）就个案进行讨论，发表观点。此环节个案管理员仅观察，不参与讨论。（30分钟）

4．督导师（北京大学第六医院康复中心多学科团队成员）进行总结指导。（5分钟）

5．个案管理员就讨论过程发表观点。（5分钟）

## 案例一：找不到事情做的养狗人士

【案例情况介绍】

**一般信息：**房某，男性，57岁，下岗工人，离异，有一个女儿，有一条宠物狗。

**精神情况：**房子被强拆之后，有一定心理压力。2010年第一次发病，在专科医院确诊为精神分裂症。一直门诊规律就诊，每月一次，目前病情稳定。仍然有整夜睡不着觉、白天睡眠多的情况。

**躯体情况：**案主的视力听力都不好，所以很少与人交流。自己有心脏病，2018年做了心脏支架，心脏不好，自己不敢吃安眠药，有腰椎间盘突出。

**日常生活与社交情况：**案主对生活的关注主要集中在强制拆房上面，其他生活的关注点比较少。拒绝参加精神康复的活动。每一次个案服务由社区精防医生陪同。

**家庭及居住情况：**案主朋友的房子，愿意借给他住。建议目前的状态可以申请公租房，可以优先，租金很低。

**经济情况：**案主收入不高，每月固定收入2000元，有医保和残疾证，有一定补贴，但根据现有收入办不了低保。

**个案过程：**主要了解案主的诉求，针对案主的作息和社交进行调整，建议案主可以适量运动，规律作息。案主总认为自己的房子被拆了，没有地方住，没有什么社交，没有什么朋友。建议案主可以去小区下象棋，结交一些朋友。对于案主对房子的担心，希望案主可以咨询一些相关的政策。案主能够在结交朋友上面有一些进展，作息方面改善欠佳。后案主提到情绪不稳，可能与收入减少有关，目前没有特别好的解决对策。

**【多学科团队发言】**

**成员1：** 住房的这种不稳定因素可能会影响到案主的情绪，可以去住房保障科咨询是否有资格申请公租房。可以帮助案主去积极参加一些日间的康复活动，采摘、绘画等，通过团队的合作树立自信。

**成员2：** 尽量白天少睡觉，少午休，多去户外活动，通过遛狗可以接触一些社区活动资源，结交朋友，树立社交信心。

**成员3：** 可以推荐案主去参加残联的活动。

**成员4：** 多去参加社区的活动。担心参加申请公租房的过程可能会加大案主的情绪波动。

**成员5：** 养宠物可以减少案主的压力和焦虑，也可以促进案主细腻感情的发展，可以多加鼓励。

**成员6：** 多在日间参加活动，白天的运动对晚上睡眠也可能有帮助。

**成员7：** 药物方面可以做调整。

**【督导师发言】**

**王天姿：** 个案管理员的陪伴是非常重要的，如果每次都陷入讨论无能为力的恶性循环，会增加更多的挫败感，所以把关注点聚焦在"如何在现有基础上更好地生活"是非常重要的。首先是社交领域，如何运用现有的资源帮助案主建立更为丰富的社交关系，可以提供一些资源。其次是经济和居住领域，为患者提供更多的相关信息，获得经济或居住方面的支持，对患者情绪的稳定也有好处。

**苏怡：** 我主要想借此重新介绍一下做个案大体的流程。一般来到专科医院康复部门的个案都是有比较强烈的动机的，在社区里面案主的动机可能不会那么强，所以需要付出更多的努力调动案主的动力和信心。我们会对案主进行八个领域的评估，通过评估，帮助案主理清自己目前最需要解决的诉求是什么。通过梳理诉求，再寻找相应的资源解决。另外制订计划时一定要遵循"详细，具体，可操作"的原则。在后续的个案记录中也要对计划实施的情况有反馈。

具体的八个领域评估包括：①精神健康领域，需要注意到可能长期患病被忽视的一些细节（比如说长期吃氯氮平流口水，是否很久都没有做药物方面的调整以及病情评估）；②躯体健康领域，有心血管疾病，是否可以定期去复查；③日常生活，可以肯定一下案主的生活自我照料能力；④社会关系领域，可以按照案主的兴趣爱好提供更好的社交支持；⑤工作学习领域，根据案主的年龄、目前的现状、既有优势做出一些改变；⑥经济领域，案主的经济是否自主管理，这 2000 元钱怎么用；⑦居住领域，这是案主最关心的问题，可以像其他老师提供的思路一样，至少先询问一下，力图给到案主最多的资源以及帮助；⑧家庭领域，整个家庭里面，有多少人可以给到案主支持，家属的期望是什么。我们需要花费 2 ~ 3 次时间帮助案主深入详细了解他的情况，再帮助案主明确诉求，执行详细的改善计划（注意资源的整合），随后再做反馈。陪伴是最好的治疗。我们也是陪伴大家一起来帮助我们的案主。

**【个案管理员反馈】**

经过团队各位老师的集思广益和督导老师的指导，收获很多。接下来的工作我想：首先，还需要跟精防医生进一步了解案主目前的疾病情况，补充一些遗漏的细节，比如家族史、家庭情况。在此基础上进一步发掘患者的资源。之前老师有提到养狗、生活自理，都是很好的着眼点，另外家庭支持情况也是可以进一步工作的方面。下一步计划鼓励患者参加社区活动，我需要了解残联能有什么工作活动可以推荐患者参加。最后，关注住房的问题，帮助患者了解相关政策，寻求进一步的支持。

# 案例二：无法放手的父母

**【案例情况介绍】**

**一般信息：** 26 岁，男性，初中文化，诊断为精神分裂症，无业，未婚。

**精神情况：** 上初中时候起病，专科医院诊断为精神分裂症，治疗状况不详。比较敏感，对别人的眼神都是很在意，可能是症状残留。

**躯体情况：** 不详。

**日常生活与社交情况：** 生活能够自理，但家里面生活起居大部分由案主父母来承担。

**家庭及居住情况：** 与父母同住，案主起病后父亲也不工作了，一直在家照顾案主。

**经济情况：** 父母资助。具体不详。

**个案过程：** 父母觉得年龄大了，没有时间照顾案主，于是寻求个案咨询，希望提高案主的自理能力。案主自己愿意与医生沟通，也配合医生的工作。目前已经做的工作：①自我管理，要求能够自己管理起居，自己能洗衣服，经过 2 ~ 3 次沟通，案主能够自己照顾自己。后期邀请案主照顾父母。②增强能动性，案主自己制订每日的计划，能够要求自己做什么。可以按照要求计划执行。③社交方面：案主会非常敏感，担心别人看不起自己，是不是对自己有想法，随后就对案主进行自我调整，减少对周围环境的敏感，目前有一些改善。④案主希望开始帮助别人，尽量去帮助社会。

**【多学科团队发言】**

**成员1：** 针对敏感多疑，是否可以进行情绪疏导和认知调整。

**成员2：** 可以寻找一些社区的志愿者资源。可以通过不断地尝试，去寻找一些可以帮助进行日间康复的资源。

**成员3：** 目前案主26岁，可以做一些生活技能的训练，比如说去附近玩一玩，在这个过程中培养案主社交的能力。

**成员4：** 目前医疗机构里面有志愿者，社区里的志愿活动和志愿工作可以更好地帮助案主逐步恢复社会功能，是一个就业的过渡的阶段。既往案例分享，很多成功的患者，都可以通过自我调整，逐步恢复社会功能。

**成员5：** 目前残联有对残疾人开放的岗位。居委会主任委派一些工作，接纳案主，然后会发基本工资的65%左右作为补贴，也是一种灵活的就业方式。敏感多疑可能对工作、社交都会有影响。

**【督导师发言】**

**苏怡：** 案主青少年时期发病，在成年以后参与咨询，这时年迈的父母如何逐步放手，让案主恢复社会功能是案主和家庭都需要面对和解决的问题。针对多次提到的案主"敏感多疑"的特点，需要去进一步观察是疾病的症状还是性格的特点。如果是疾病症状，可以通过药物治疗帮助；如果是性格特点的因素，可以通过心理疏导帮助。个案管理员还可以帮案主应对症状对日常生活的影响。症状一直存在没有关系，主要是找到能够适应社会的方法。医院的资源是非常有限的，一定要回归，利用社区的资源。个案管理还是可以做得更细致一些，比如生活自理到底到了什么程度。另外在回归社会中，会有很多的困难，可以寻求心理支持。

**【个案管理员反馈】**

通过此次督导，发现了很多需要进一步补充了解的内容，也明确了下一步工作目标，应该以患者自理为基础，帮助患者和家属协商一个统一的可操作的目标。针对患者"敏感"的特点，除了疾病的因素，还是有性格特点的成分，结合患者目前的处境，可以进一步开展心理调整方面的工作。另外作为我自己来讲，需要加强疾病知识方面的学习，以及案例的学习。感觉社工是一个枢纽和桥梁，希望能够真正做到整合各方面的资源，给案主最切实的帮助。

# 案例三：面临独立生活挑战的女士

**【案例情况介绍】**

**一般信息：** 44 岁，女性，汉族，高中肄业，诊断为精神分裂症，未婚。

**精神情况：** 长期服药。

**躯体情况：** 体型偏胖。

**日常生活与社交情况：** 父母照顾其起居生活，没有异性朋友，不出门，心情压抑。案主本人没有需求。但最近参加了几次温馨家园活动。观察其对插花还比较有兴趣，并给社工送了一朵花。

**家庭及居住情况：** 自幼父母比较溺爱案主。目前跟父母一起居住，父母有固定住房。

**经济情况：** 案主没有经济收入，有残疾人照料补贴，父母收入比较固定。

**个案过程：** 了解案主需求，初步制订计划。希望改善懒散习惯，参与做家务，改善跟父母的关系，跟父母一起散步，参加社区康复活动，加强人际交流。残联每周会有温馨家园活动。目前的困难是父母还是比较溺爱案主，不放手。案主比较在意别人的看法，容易被别人的偏见或言语所激怒，担心病情反复。案主父母年龄大了，照顾案主身心疲惫。面对情绪稳定的患者如何开展心理交流程序。

**【多学科团队发言】**

**成员 1：** 案主做一些扫地、叠被子等简单的家务应该比较容易，先把自己的卫生整理好，下一步再去帮着父母刷碗等。了解兴趣爱好，看能做哪些去锻炼耐性。

**成员 2：** 从案主家庭环境入手，需要跟父母沟通，以后面谈时建议让案主多沟通而不是母亲代劳。最好每周出门两次，在小区也行，喜欢看电视的话可以鼓励跟别人聊聊电视剧。多鼓励案主。

**成员 3：** 社区、残联的活动都比较多，如种绿植、插花、外出等。只要有活动就可以通知案主，鼓励充分利用社区资源。参加多了会找到归属感。

**成员 4：** 父母包办的事情过多，需要有意识去改变，增加案主的自理和自知力。家属跟社区一起努力肯定效果更好。

**成员 5：** 案主因为别人一句话就生气，帮助案主学习管理情绪。父母年迈，案主可以从学习自我照顾入手。

**成员 6：** 通过发掘兴趣爱好去改善人际关系。沟通能力好的话，可以参加社区精神康复志愿者，并按照工作量有一定补贴。

**成员 7：** 从心理学角度，也应该先改变父母。让案主从小事做起，逐渐生活自理，参加社交。

**成员 8：** 首先要保证案主病情不复发。提高案主的生存能力，有无可能独自居住，照料自我。否则父母不在后依靠什么生存，要让案主多自己承担责任。

**【督导师发言】**

**韩冬影：**需要进一步完善评估信息：了解案主的生平图和家谱图，是否有一些特别的事件，通过了解信息建立关系，也能帮助案主更好地了解自己。了解父母对治愈的目标如何界定，家属的期待是否过高，如何调整目标使其更合理。也可以跟精防医生沟通。保证案主服药情况，确保病情稳定，帮助案主自主服药。情绪不稳是因为精神症状还是性格特点，是否需要调整药物还是做其他调整。发现兴趣点很重要，如何针对兴趣点进一步开展工作，比如可以围绕看电视剧进行相关讨论。

**耿彤：**个案的核心原则——刚接触患者的时候不要着急制订计划，更重要的是陪伴和鼓励。除家人外可以有人倾诉，慢慢地就会发现疗效。从八大领域入手，比如为什么会患病，不一定都是受到刺激才患病的，主要跟遗传因素、家庭教育和性格有关。作为非医务专业人员，在社区工作不一定非要知道为什么患病，但是可以跟家属一起探讨最初患病及治疗的情况、服药的态度和能力等。中年女性，长期不运动，肥胖，必须关注躯体健康，再了解一下是否有代谢问题，跟社区医生交流。国家有免费的体检，督促案主定期复查，监测躯体状态。人际交往方面，别人一说就反抗，是症状还是性格。虽然是病人但并不是所有表现都是有病的。父母年龄大，在父母离开前案主的康复目标是什么样的，需要跟家人沟通。短期内完全康复可能性比较低，但保留现有功能、恢复自我照料还是可行的。需要制定合理目标，比如自己可以吃药，即使不会做饭也可以自己买饭吃，可以交水费、电费等。提高人际交往能力，多年跟父母一起住，社交能力没有得到提高，鼓励走出来、多见人，提高社会融合能力。发现案主的优势，看案主想做什么而且能做，而不是社工布置的硬性任务。让家属理解康复虽然是一个漫长的过程，但要抱有希望。

**【个案管理员反馈】**

经过这次督导，我发现了自己工作中欠缺的部分。接下来需要更深入地了解患者生长经历和家庭环境，通过梳理现状，跟家属和患者协商康复的目标。鼓励案主父母改变对案主过多的生活照料。鼓励案主从小事做起，帮助案主发现自己的兴趣爱好，鼓励案主积极参加社区的各种活动，多与人沟通，改变太内向的性格。案主情绪稳定时与其沟通如何管理情绪，与人发生不愉快时该怎么做。


# 案例四："完美"康复者的未来计划


**【案例情况介绍】**

**一般信息：**62 岁，男性，诊断为精神分裂症。

**精神情况：** 42 岁起病，起病后案主能规律服药。近 20 年病情总体稳定，偶尔有情绪波动，想报复以前欺负自己的那个人，但妻子会引导劝阻案主。案主有症状波动的表现会主动找医生，或者妻子会找医生。

**躯体情况：** 残联工作人员表示案主抽烟多，体重偏胖。妻子担心长期服药的副作用。案主会定期体检。

**日常生活与社交情况：** 案主什么家务都不做。性格开朗，热心，三餐规律、服药规律，每天下午都参加社区活动。案主兴趣爱好广泛，妻子琴棋书画都会。也会陪妻子参加老年大学。

**家庭及居住情况：** 妻子是幼儿园老师，夫妻关系好，案主大多听妻子的。未育。病后妻子对其细心照料。居住环境比较好，住在部队大院，邻里关系非常好。案主很孝顺，每周骑车看望父母两次，岳母生病时也会探望等。

**经济情况：** 经济条件良好。

**个案过程：** 通过了解基本信息，感觉这个案主各方面都不错，案主也表示唯一的遗憾就是没有孩子，这个问题还没敢问过。案主诉自己有时会心烦，可能跟妻子唠叨有关。不知道如何制定康复目标，如果案主的需求我们达不到，怎么办？

**【多学科团队发言】**

**成员 1：** 感觉没有需要做的了。都挺好的。

**成员 2：** 多鼓励案主，增强信心。案主已经非常融入社会了，社区资源很多。可以跟妻子面谈，是否有别的诉求和期望。

**成员 3：** 案主 60 多岁了，多注意身体健康，锻炼身体、控制体重，需要锻炼基本的生活技能。

**成员 4：** 案主有奉献精神，可以多创造机会满足他。

**成员 5：** 案主有家族史，同事欺负自己的时候可能已经起病了。性格比较好，家庭收入比较稳定，主要需要关注身体健康，尽量稳定病情不复发。

**【督导师发言】**

**韩冬影：** 有时跟案主一起就是陪伴、倾听，所以不一定必须评分。案主本人是否有需求，如果没有需求就可以结案。如果需要聊天、陪伴，当然也很重要，这个时候记录不需要严格套用模板记录评分等。

**耿彤：** 康复活动中善于发现和利用资源。案主的妻子可以监督吃药、照料生活、接触社会等，是个非常好的照料者。要利用这种资源，同时多方面了解案主信息，比如案主本人、妻子、残联医生等。案主本身有很多优势，比如听妻子的话，不让报复别人就不去等，能主动看医生、吃药。其他的行为问问妻子如何看待的，尽可能评估风险。建议案主规律生活，积极参加社区活动和利用社区资源，注意身体健康。抽烟多，要定期体检、查胸片等，最好戒烟。目前主要由妻子照料，案主是否可以逐渐承担家务，学习照料妻子，如果妻子不在了自己如何生活，还是去养老院，都可以跟他探讨。

**【个案管理员反馈】**

听了多学科团队和老师的建议，工作方向更明确了。下一步计划多跟案主的妻子沟通，进一步了解病情，帮助妻子学习风险评估。深入了解案主的需求，制定案主个人的小目标。让妻子给其机会做力所能及的事情。鼓励案主多参加有奉献价值的活动，增加案主的成就感。个人需要提升和学习的是如何制订可操作性的行动计划。

# 案例五：如何寻找工作目标

**【案例情况介绍】**

**一般信息：** 39 岁，女性，大专文凭，无业，未婚。生长发育正常，无重大身体疾病。无家族遗传史。

**精神情况：** 案主高中因压力大生病休学，1999 年确诊为精神分裂症。曾住院 7次，最长的一次接近半年。学习成绩一般，读至大专毕业。毕业后在某律师事务所从事助理工作，后因话多不能控制回家休养。用药：氯氮平片、碳酸锂片、麻仁润肠软胶囊、苯海索（安坦）、阿替洛尔片、利培酮（醒志）。目前案主在家常常自言自语。从父母那边了解到的是对她很好，小时候也没有什么问题。每次复发原因没有详细了解过，前期可能是因为断药。不过近几年都非常平稳。

**躯体情况：** 服药后有一定副作用，出现流口水现象（不影响社交）。

**日常生活与社交情况：** 对母亲有憎恨感，但与外人接触一切如常，话很少。曾有过几次相亲经历，但都没有交往。社交少，人际关系一般。多数时间在家，不与外界接触。休闲生活：爬山、听音乐、上网。病前性格：内向、不爱与人交往。

**家庭及居住情况：** 案主为三口之家，家庭关系一般。父母和案主对精神疾病了解较少，但家里愿意配合支持。

**经济情况：** 家庭经济条件较好，案主经济来源主要依靠父母出租房屋所得。没有民政支持，也就是低保。但是她有残联支持，有残疾人补贴。案主所需物品均由父母花钱购买，自己一般很少接触现金。

**个案过程：** 第一次访谈的工作内容是介绍我自己，我是做什么的，能提供什么样的服务，签署一些文件，问问对个案有什么疑虑的地方，等等。其次是了解她的基本信息。这个案主不太爱说话，花了 4 次的时间才把信息了解全。工作的引入还是靠我们与案主沟通，向她说明是为了她好，为她提供服务的，让她有归属感，愿意来。接案到现在有 4 个月的时间，每次参加活动是在温馨家园，每周 2 次，至今已 21 次。主要个案工作方向是鼓励案主继续坚持帮助父母做家务，增加家庭责任感，鼓励，多支持，帮助案主重拾自信。对于案主父母，给案主父母做相应的心理疏导工作。让他们适当宣泄心中的压抑，防止因压力所导致的心理疾病或身体疾病。病史信息三方核实，案主、案主父母、精防医生，基本上一致。

**【多学科团队发言】**

**成员 1：**她社交方面的技能比较差，可以参加社交技能训练，增加社交技能。另外她经济不独立，所有东西都是父母采办。这方面可以培养她买东西的能力等，为她以后独立生活做准备。她家有拆迁款，以后如果她父母过世，需要自己管钱。另外建议做生平图，了解她成长过程中有没有重大事件或者问题。他父亲总是打电话，是不是需要一些心理疏导的工作。

**成员 2：**如果我接到个案，我觉得最开始我会建立关系，然后了解案主和家属的服务需求。刚才听到案例汇报，感觉有一些生活照料和社交方面的需求，我会先明确一下目标和解决问题的次序。

**成员 3：**我感觉她憎恨她父母可能还是有原因的，比如她多次住院，可能是父母强制送她去的，等等。另外她每次参加日间照料或者社交训练，是需要精防大夫带着的，我觉得她社交应该问题不大。

**成员 4：**我认为患者的社交能力要区分和生人还是和熟人。如果对生人不怎么说话是正常的，但是对于熟人也不能交心，这就是个问题。

**成员 5：**这类案例我们这边也非常常见，家庭环境什么的也是相似的。确实工作起来感觉挺困难。

**【督导师发言】**

**徐建芳：**我们中心是做优势个案管理，所以比较习惯从优势视角去作为切入点，在访谈过程中会不停地发现案主的各种优势。比如这个案主，经济情况非常好，另外她在带病的情况下能取得大专的学历。这样不止能发掘案主的优势，也能巩固我们的关系。另外利用家谱图的工具，能帮助我们快速了解案主的家庭背景，不管案主对母亲的憎恨是症状还是创伤导致，都能从中了解到一些信息。关于案主社交比较少的问题，我觉得首先要了解家人和本人的期望，有一个合理的目标。比如如果本人本来就非常内向，那么我们也没有必要非把她变成一个外向的人。最后，资源的链接也非常重要。

**程嘉：**首先感谢社区的老师提供的案例。我觉得地区精防院组织的这种学习的形式非常好，对于我们的工作人员来说能更实际地感受到社区服务的困难和运作方式，对于精防院的老师来说就知道社区的需求和优势、薄弱环节，在制订工作计划时更加有的放矢。比如入组的个案方向、工作规划能够更加细致。并且对于不同工作来源的同事是一种同伴支持。另外一个层面是个案技术。在社区中，个案工作对我们个人来说意味着什么？对我们个人成长、学习有什么帮助？工作之后有什么收获？阶段性地问问自己这些问题，这是我们长期走下去的一个精神支持。另外，我们希望服务的对象能达到什么样的目标、方向，这也是我们努力的目标。

我们可以先去了解案主和家人的需求。如果希望能够更有尊严地活着，我们能提供哪些支持和帮助，提高她的幸福感。比如这个案主，所有的钱都是父母管着，她有没有这方面的需求。当然了，如果本来没有这方面的需求，我们也别过度强调，可以启发下思考。另外我们可以留下工作手机或者邮箱，避免被家属打扰。个案老师用了 4 次访谈收集信息，是非常正常的。生平图和家谱图是非常有用的工具，可以很好地帮助我们了解家庭关系情况、资源等，在此基础上能更好地开展工作。

### 【个案管理员反馈】

这样的督导我觉得非常有意义。其实每次督导都不会说知识有多么快速增长，但是每次都会踏实一点点。这个个案接下来的工作方向可能调整为了解案主的需求和期待，并以此为基础构建康复计划。

# 案例六：被动的案主和失落的管理员

### 【案例情况介绍】

**一般情况：** 62 岁，男性，已婚，诊断为精神分裂症 30 年。

**精神情况：** 1989 年 10 月，因工作压力大，引起情绪波动，1989 年在黑龙潭医院住院 3 个月；1990 年和 1991 年分别在北京安定医院住院半年。目前自知力完整，精神活动如常人。但 2019 年 6 月因为女儿骑自行车撞人后做了鉴定，需要赔偿，最后花了 8 万多元。案主觉得花钱比较多，精神压力大，病情有所复发，正在北京安定医院住院。

**躯体情况：** 不详。

**日常生活与社交情况：** 案主性格内向，人际关系一般。喜欢读书、看报、看电视。病前性格：内向、话少、慢脾气。日常生活自理，但比较懒散，在家什么都不干。一家三口都在我们社区温馨家园活动。案主非常内向，不怎么主动说话，但是问答可以。现在每周 2 次在温馨家园活动，但也是除非家人不来，他代请假才会说几句话。

**家庭及居住情况：** 其妻子患有精神分裂症，夫妻和睦，育有一女（37 岁），患精神分裂症。女儿已婚，女婿是上门女婿。妻子比较强势，爱说话，对丈夫和女儿管控较严，承担几乎所有家务。

**经济情况：**家里是拆迁户，经济条件比较好。

**个案过程：**我们个案的目标主要是让他承担更多的家务、增强与他人交往的能力。但个案工作已 2 年，改变很小，基本我们和案主都没有什么成就感。

【多学科团队发言】

**成员 1：**建议不要写"因为……患病"，因为目前精神疾病患病原因不明，家属经常有这样的误解，但我们病历里不要出现类似的字眼，避免纠纷。许多时候经常是先有症状，才有人际关系紧张，而非因为人际关系紧张而起病。

**成员 2：**我们那里也有这样的案例，一家三口都患精神疾病。家庭里不止一位患者确实比较有难度。

**成员 3：**很多的患者病了之后担心的还是自己的收入问题，我们残联给患者的补贴是根据年龄、残疾类别、等级等来发放。在此基础上还有福利机构等的补助。独生子女伤残补助是给父母的。还有一个重性精神疾病监护人护理补贴，一个月 200 元。但很多时候认定监护人这方面也有很多问题。像这个家庭可以以女婿的身份去申请，一个月能领 600 元。但还有一个是居住地申请还是户籍地申请的问题。

**成员 4：**如果我是个案管理员，若案主对做家务这件事比较反感，也不是家庭的主要矛盾点，那么保持现状也是可以的。如果案主没有这种主动的愿望，我们强行给他制订计划，效果也不会好。如果他能穿衣、洗脸，把自己料理好，就已经很不错了。

**成员 5：**下一步可以将个案工作开展到年轻人中来，看看女儿、女婿那边的资源，看看年轻人有什么想法，争取做一个家庭范围内的个案。如问一下老两口去世后女儿、女婿的打算，婚姻生活怎么维持等，以此来尝试启发老人觉察自己的控制欲等。

【督导师发言】

**程嘉：**家庭中出现多名精神疾病患者给社区老师的个案工作带来很大压力。这个家庭中还是有很多资源和优势的：患病家庭成员能坚持服药，既往病情比较稳定，家庭经济支持好，能参加社区活动。当遇到生活事件对案主的情绪造成影响，促发病情的波动时，个案老师可以对事件进一步了解，看看在社区层面上能否调动资源做调节，化解事件双方的矛盾，减轻案主的心理压力。尽可能帮助案主在急性期治疗后稳定病情。

【个案管理员反馈】

感谢大家，这次督导大家给了很多可操作的建议。反思之前的工作，我们制定的康复目标可能需要进一步调整，也可以给家人应用个案管理的技术进行一次分析，了解患者。而患者住院期间可以暂时结案。

# 案例七：案主约我去逛街

【案例情况介绍】

**一般情况：** 39岁，女性，未婚，诊断为双相障碍。

**精神情况：** 不详，待补充。

**躯体情况：** 不详，待补充。

**日常生活与社交情况：** 她特别有虚荣心，爱表现，玩游戏时总是喜欢抢着唱歌等。残联的技能比赛，她的手工也表现很好，她非常执着，为了比赛还长了腱鞘囊肿。

**家庭及居住情况：** 不详。

**经济情况：** 经济不独立（具体来源不详，可能是父母）。喜欢在"拼多多"买一些手工制品。

**个案过程：** 第一次接触非常困难，她很不愿意接触，后来我抓住她喜欢玩的特点，从旅游方面和她聊了很多。之后为了更好地建立关系，我牺牲自己的时间陪她去了植物园。做个案过程中我感到的突破是她学会礼尚往来了，我送了她一个防晒霜，她送了我一个手工花。组织活动时我们会从她的优势点出发，让她去发一些东西或者带头做手工。我初步跟她建立关系时，一说我能陪她玩她可高兴了，晚上经常给我打微信，当然后来我就不接了。我发现她在微信沟通过程中经常学我说话。她主要的问题是经济不独立，我的问题是怎么拒绝她叫我陪她玩的请求。

【督导师发言】

**程嘉：** 很多老师开始建立关系时都用了许多"非常"手段，如一起出去玩呀之类的。但后来养成习惯了就控制不了了。所以建议参加活动一定要参加集体活动，尽量避免私下约活动。另外，私人联系方式如果给患者，个案管理员要有一定的承受力。个案工作中的关系建立是专业的友谊关系，有开始，有结束。国外社区个案工作确实有外展服务，会深入到个案家庭中，约案主去咖啡馆、到家里去做一些事等。但是我觉得，关系如果过于深入还是一个挺难面对的挑战。在前期关系建立以后我们用八大领域的优势视角去评估可以开展的工作。我们比弱势群体了解更多的社会资源，有什么是我们可以帮着申请到的，一些应急情况的处理等。另外就是帮助家庭个人能力的成长，如家庭照料、尝试社会责任的支持、财务管理，帮助他提高生活质量。

【个案管理员反馈】

经过老师的督导，我对于关系的边界有了认识，觉得自己之前对这个没有意识，现在知道了我们这个是有治疗意义的专业关系。其中可能还存在我自己对于关系把握不足的原因，需要再努力体会、学习。

# 案例八：失落的"兴趣"

## 【案例情况介绍】

**一般信息：** 张某，女，38 岁，汉族，中专文化。中专毕业后在超市做收银员，工作一年多辞职，目前无业，已婚。

**精神情况：** 于 2006 年无明显诱因起病，出现情绪低落、睡眠障碍、自言自语，有自杀想法。家属带患者曾到多家医院就诊，未见疗效，后专科医院确诊为精神分裂症，给予利培酮治疗，病情有所缓解，但仍有明显症状。长期赋闲在家，心境低落，经常卧床，不愿出门，有自杀想法但未实施，认为隐私被别人散发、暴露，为此而痛苦。2014 年起改服阿立哌唑，症状缓解，规律服药，无药物不良反应，至今病情稳定，无明显精神病症状，规律服药，自知力完好，睡眠规律。

**躯体情况：** 自怀孕生子后体重增加，运动较少。

**日常生活与社交情况：** 病前性格内向，性情安静、少语。目前社交情况单一，平时参加残联职业康复站活动，不活动时就在家哄孩子，与外人接触少，与朋友联系也少。平时在家哄孩子，有时候看书、听音乐、看电视，偶尔外出散步。

**家庭及居住情况：** 2014 年与丈夫结婚，目前夫妻关系和睦。与父母、丈夫共同居住，父母身体状况好，父亲、丈夫外出上班，母亲留在家中做家务。家人对疾病认知程度较好，对患者的康复予以大力支持，自起病后积极带患者就医，鼓励患者参加康复活动、督促服药。

**经济情况：** 家庭经济状况良好，目前在社区进行免费服药，有残疾证，家属已办理监护人管理补贴。

**个案过程：** 接触了解患者后，发现目前主要的困难是不知道如何激发案主兴趣，如何帮助案主控制体重。另外想知道针对案主的自杀倾向，作为社区工作者，我们应该怎样开展工作。

## 【多学科团队发言】

**成员 1：** 针对控制体重方面，可以帮助案主制订锻炼计划，如饭后半小时散步，等坚持一段时间后，逐渐提高运动强度和时间；针对激发案主兴趣方面，可以详细了解一下案主的兴趣，比如说问问案主喜欢听什么类型的音乐、喜欢看什么类型的电视剧，跟她谈谈作品欣赏之类的，可能会更好地建立关系，然后再深入挖掘案主的其他兴趣，可能会发现一些切入点。

**成员 2：** 可以教给案主一些锻炼身体的科学指导，比如动作、技巧等。

**成员 3：** 多参加社区活动，鼓励案主拓宽自己的社交面，多向他人倾诉自己内心的想法。

**成员 4：** 我感觉很难与精神病患者进行面对面的交流，精神病患者对社区工作者一般都是很拒绝的。如果有相关的基金支持，定期组织活动，让案主感到有收获，案主才会愿意配合我们社区工作，这将有助于开展社区工作。平时在社区中，精神病患者和家属对医生是比较信任的，而对社区工作者是不太配合的，所以我们需要更多的耐心去做好这件事情。

**成员 5：** 建议让家属多多陪伴，陪着案主散步、运动，每次 10 ～ 20 分钟，然后逐渐延长时间。另外，家属还可以带着案主与邻里聊天，让案主逐渐融入进去。

**成员 6：** 可以建议案主养宠物，让其遛遛小动物，偶尔也可以与小动物说说话，可能在一定程度上有所帮助。总之，要触发到案主的动机，才能让案主爆发出她的动力。而且患者应该在病情得到很好的控制后，才比较适合进行康复训练。

**成员 7：** 应该让案主了解自身的困境，激发其改变现状的动机。针对案主的自杀意念，我们需要详细了解患者的具体想法，了解其为什么想自杀，以及了解案主的自伤自杀行为，比如割手背还是割手腕，割手腕时是否真的对着血管划，还是刻意避开血管。如果是真的对准血管，或者患者把自己重要的东西都送人了，或者写好遗书了，说明患者的自杀意念很强烈，这时候就要非常注意了。而如果患者割手腕时刻意避开血管，那说明患者的自杀意念不够强烈，可能只是患者比较焦虑的表现，或者是她求助的一种信号。

**成员 8：** 应该做好健康宣讲，让案主了解运动会给她带来哪些好处，包括运动能使大脑产生多巴胺，进而让人体验到愉快的感觉。

**成员 9：** 首先要挖掘案主的自身兴趣，让她自己能够行动起来；其次要家属积极配合，制订计划，帮助案主执行计划，共同完成。

**成员 10：** 在日间照料站我们每天都会安排很多有意思的活动，比如集体去爬山、徒步之类的，让案主在活动中互相交流，增加社交技能，增强人际关系。

**成员 11：** 针对该案主的自杀倾向，向家属了解一下详细情况，案主平时是否规律服药，观察有无藏药行为，有无诱发因素。如果都没有，建议及时去医院复诊，让医生重新评估一下案主的病情，判断目前用药的种类和剂量是否合适，以免发生更为严重的后果。

**【督导师发言】**

**于玲：** 每位精神疾病患者的性格都不太一样，有些人喜欢说话，有些人就不太愿意说，所以在接触案主时首先应该了解其性格，然后根据不同性格采取不同的沟通方式。服务一个个案，我们的导向方式一般有两种。一种是以问题为导向，比如这个案主体重超标，以及她还存在其他的不足，那么诸如体重超标等问题就是案主康复的目标，针对这些问题开展服务，那就叫以问题为导向；另一种是以需求为导向，了解案主目前的需求，调动案主的积极性，以便激发出案主的动机。因为如果这件事情案主很在乎，那么她就愿意跟我们一起去努力完成。比如刚刚有老师提到

"让案主想想自己的困境，如果一直这样下去，以后她该怎么办啊。所以为了让自己以后幸福，现在就应该好好配合治疗"；再比如有些案主有家庭、有孩子，那就让她想想父母、想想孩子。这可能就是他们的需求点，我们应该抓住这些需求点，激发案主的动机。此外，我们做这些事情之前，一定要建立好关系，否则案主会说我凭什么听你们的。我们建立关系可以有多种方式，比如说通过残联的补助，案主信赖的人的推荐，案主的门诊医生的推荐。

面对一个个案，我们还需要使用一些专业技术。比如面对需要减重的案主，我们需要为他们制订一些运动计划、家属陪伴与监督计划；我们可以教案主绘制自己体重变化的曲线图，就是每天空腹的时候测量一下体重，并记录下来，绘制曲线；我们还可以让案主上"薄荷网"搜索一些食物所含的热量，让她知道自己每天摄入了多少卡路里的热量，应该进行多大强度的运动。我们还应善于发现案主身边的资源，并帮助案主很好地利用起来，比如父母和配偶的陪伴、养宠物、康复站之类的资源。

**李静静：** 我看到这个个案，我的第一种感受就是这个案主有很多的优势，比如说病情很稳定、有家庭、有孩子、能照料家庭和孩子、丈夫工作稳定能提供一定的支持、残联有一些资助、免费服药，这些优势都是可以很好地利用起来的。另外，观察案主康复效果时，不能与案主病前状态相比，更不能与其他正常人相比，应该与案主生病期间的状态相比。本个案有两个需求，一个是减重，另一个是培养兴趣爱好。不知道这是案主自己的需求，还是咱们的个案管理员提出的需求。如果是案主自己的需求，那说明案主真正意识到自己超重了，自己没什么兴趣爱好了。康复目标一定要是案主本人的内心需求，这样才能真正激起案主自己内心的动机，而且要给案主树立起改变现状的信心。我觉得在这个个案中可以将减重与兴趣爱好结合起来，比如可以让案主与其他康复者一起参加郊游活动，一起去爬山，互相召唤、鼓励和支持，让彼此都能积极参加，互相交往，培养兴趣爱好，这样大家都能一起从中获益。

进行个案管理时，我们应该与案主建立好关系，进而为我们后续开展康复提供机会。我们社区工作者有我们自身的优势，比如案主家属可能不会太在意案主内心的感受，或者说案主不太愿意把自己内心的感受讲给家属听，而我们会把案主当做全人来看待，案主虽然生病了，但疾病只是他们的一部分，他们身上还有很多其他的功能，也有很多需求，由于我们经常陪伴案主，他们也会愿意把自己的想法和需求讲给我们社区工作者听。而我们在倾听的过程中，就可以把这种关系建立起来，这就是建立关系的切入点。

关于自杀风险的评估，首先当案主表达了自杀相关的内容时，我们会觉得害怕，不知所措，不敢接着往下问，担心是不是给案主提了醒儿。其实不是这样的，谈论自杀并不会增加自杀的风险。遇到这样的话题，要继续了解，询问自杀想法出现的具体情形，是否有计划，是否做了准备或尝试过，以前有没有过自杀未遂的情况，家里有没有家族史等，一旦出现比较详细可行的自杀计划，或者有强烈的实施冲动，或者有过自杀未遂的情况。还要询问有什么办法阻止案主的自杀想法或行为。及时与家属沟通，建议加强看护，尽快就医。

**【个案管理员反馈】**

听完各位老师的建议，我觉得大家讲得都挺好的，综合起来就很全面了。比如说养宠物，首先得看案主是否排斥小动物，如果不排斥的话，倒是一个很好的办法，让案主遛遛小宠物，并照料小宠物，可能还会激发案主的爱心，这确实是一个很好的切入点。关于案主的兴趣爱好方面，这个案主不爱说，可能她自己也不知道自己的兴趣爱好，所以我想第一步可以让她多参加一些活动，让她在活动中寻找自己的兴趣爱好，比如说做手工，做好了说不定靠着这手艺找到一份合适的工作，也能帮助她建立社会功能。关于自杀风险的评估我也学到了很多。

# 案例九："恋爱"是良药吗？

**【案例情况介绍】**

**一般信息：**王某，男，30岁，汉族，初中文化，无业，未婚，诊断为精神分裂症。

**精神情况：**案主于初中毕业后发病，近一年在专科门诊治疗，给予阿立哌唑每晚 10 mg 治疗，病情稳定，能自动服药。自知力完整。

**躯体情况：**案主足月顺产，生长发育良好，无躯体畸形，四肢活动自如，患有糖尿病 2 年。饮食控制还可以，服药也挺规律的。这十几年病情一直挺稳定。

**日常生活与社交情况：**社会交往简单，外出有家长跟随，平时活动较少，主要是看手机、电视。他不愿意出去，也不愿意与别人交流，所以家长就经常拽着他出门。能来温馨家园一起参与，但比较被动，不愿意主动说，问一句答一句。温馨家园大多数人的年龄都比较偏大，可能玩不到一起去。

**家庭及居住情况：**在北京本地上小学、中学，未到过外地求学和居住；三口之家，核心家庭，跟父母同住，经常与伯父一家来往。

**经济状况：**不详，待补充。

**【多学科团队发言】**

**成员 1：**听起来这个案主比较被动，参加活动也是家长逼迫的，应该了解案主的具体想法，看看他不愿参加活动的原因是什么，案主有没有表达过自己的价值感很低之类的，以及家长经常逼迫的话可能会引起案主的阻抗感。

**成员 2：**糖尿病属于躯体疾病，这些躯体疾病可能也会影响案主的情绪，所以应该得到我们的重视。对于患者而言，长期服用那么多药物，可能也会影响到他的自控力和自律性，引起患者的反抗。另外就是应该了解案主不愿动的原因，以便激发他对运动的兴趣。

**成员 3：**我觉得可以给案主制订计划，比如画一张表格，把需要做的事情记录下来，逐项打钩，一个月或一周总结一次，如果达到既定目标，应该设置一个奖励，调动案主的积极性。针对沟通方面，该案主比较年轻，性格内向，可以鼓励其尝试谈恋爱、找对象，可能对他具有正性的激励作用。

**成员 4：**沟通方面可以从案主最亲近的人开始，慢慢拓展其交际圈至亲戚朋友之类的。

**成员 5：**可以让家属带着案主多出去活动、旅游，让案主多出去看看外面的世界和大自然，缓解案主的情绪。这个过程中案主跟外界也会多点互动，进而可能会挖掘案主对外出的欲望。

**成员 6：**我比较倾向鼓励案主找个对象谈恋爱、结婚，这样有可能会改善案主的沟通能力，之前我也听过类似成功的案例，可以借鉴一下。

**成员 7：**我也建议案主多出去郊游，在游山玩水的过程中多结交一些朋友，会提高他的沟通能力。

**成员 8：**刚刚老师说的找对象，确实能激发案主的动机，但找对象也不是说一下子就能找得到的，也是需要一个过程的。在找对象之前案主也要提前做好准备，比如身材、交流能力之类的。帮助案主逐渐改善这些情况，以便能达到找对象的那种"标准"。

**成员 9：**除了鼓励案主找对象谈恋爱之外，还可以通过同辈支持的方式改善案主的交际能力。与具有相似兴趣爱好的同龄人交往对案主也是具有支持作用的，这也算是案主的动机。他也愿意尝试学习新的知识和技能，在学习过程中可能会挖掘到自己的兴趣爱好，还可能会交到一些朋友。

**成员 10：**因为案主乐于学习嘛，所以我也觉得可以从这方面入手，学习过程中也会慢慢锻炼他的交际能力。如果学得好的话，还可能成为将来谋生的技能。

**【督导师发言】**

**于玲：**我觉得结婚从另外一个层面来说就是支持的改善。疾病就是生物 - 心理 - 社会因素综合作用的结果，治疗上我们推荐药物治疗与心理 - 社会干预相结合，而结婚就是社会层面的家庭环境与社会支持的改善，从这个角度来说结婚对疾病的康复肯定是有意义的。针对这个个案，我首先想到的是问题的界定。这个案主看起来性格内向、说话少，若觉得这些是问题，那界定问题存在与否应该看这些情况是否对其自身或环境造成了影响，如果对其自身或环境没有造成任何影响，那就不是问题，也不需要去改善。每个人都有自己的性格特点，要找到适合自己的位置，以便能最大程度地发挥出自己的优势和特长，更好地在社会上生存下去。精神疾病患者不仅仅是病人，他们还有很多需求。我们对精神疾病患者进行个案管理，就是想让他们过上全人的生活。

**李静静：**在整个讨论过程中，大家都提了很多实用的建议和反馈。不论各位老师从业时间的长短，感觉各位老师都有做个案管理的潜质，大家都很善于深入了解案主的具体情况，挖掘案主的动机，而且大家也善于运用一些技巧，比如行程记录单之类的工具、设置奖励等措施、帮助案主挖掘并利用自己的资源，等等。我工作十年了，做个案管理也十年了，与海淀精防院合作也十年了，这是第一次做针对社工的培训，也感受到了我们国家对社工团队的建设与发展也越来越重视。对于精神疾病患者，不仅需要医生的诊疗服务、残联的资金支持，还需要我们社工们去陪伴他们、了解他们的内心世界，帮助他们实现自己的人生理想与价值。最后，我们一定要坚信一点，社工的存在是非常有价值的。

**【个案管理员反馈】**

我觉得今天收获挺多的。下次我再跟这个案主面对面沟通的时候，我可以问问他的需求点，通过了解生活细节深入了解案主，比如问问他平时看手机都看些什么、玩不玩游戏、玩什么类型的游戏、有没有网友之类的，然后根据他的需求制订具体计划，这样可能会更好地激发出他的动机。

## 小　结

"个案管理是帮助精神疾病患者的一门技术，是为了更好地服务患者。即使以后不做这个行业了，但对精神疾病有所了解，以后见了精神病患者也不害怕。由于自己的帮助，精神疾病患者的生活更好了，也是很自豪的。从事精神科工作，不仅仅是工作，也是人生的信仰。慢慢学，逐步交流，就跟交友一样，用现有的资源帮助案主，发挥自己的优势，帮助案主接触人、做更多的事情，都是有意义的。这是个漫长的过程，就跟教育孩子一样。"

耿　彤

# 第8章 北京市海淀区社区个案实录

## 案例一：携手共进 合作共赢

蓟门里医院 杨 妍

2005年6月，李某刚上高中就患上了精神分裂症，病情时常发作。看着饱受身心煎熬的孩子，李爸爸毅然辞掉了外企待遇丰厚的工作，成为了一位"全职父亲"，寸步不离地看护儿子。

精防医生得知后多次打电话询问李某的病情，并将精神残疾患者的惠民政策告诉李爸爸，如在社区建立健康档案，享受免费服药、免费康复、免费体检等，但被李爸爸婉言谢绝了。精防医生与街道残联、居委会、片警、社工一同到患者家中慰问，多次与家属座谈，最终取得家属及患者的信任。同年12月中旬的一天，李爸爸带着儿子来到蓟门里医院精防科建立健康档案，精防医生为患者进行精神状态的评估，建议家属带患者来我社区医院参与精神康复。起初家属还有些顾虑，总担心与其他精神疾病患者一起康复会对孩子病情有影响。经过精防医生的耐心解释，李爸爸的顾虑消除了，患者同意每天下午过来进行精神康复。他的康复之路从这一天开始了。

精防医生协同社工、街道残联、片警、居委会等部门针对患者现在的病情及家庭情况进行分析和分工。我们还根据患者的病情及当下遇到的一些问题进行多部门协作，找到解决问题的办法，让家属及患者得到社会大家庭的温暖，鼓励患者有效地进行精神康复，早日回归社会。

2016年7月，精神卫生社工接管了李某的个案工作，社工与精防医生积极携手共同为李某开展个案服务。李某是幸运的，自接受个案管理服务以来，感受着全程的陪伴，社会功能、沟通能力、生活自理能力有了明显改善，这让家属看到了新的希望。

具体问题实例的处理：

个案开展初期，正好赶上小区环境整治，拆除违章建筑，这位患者出租的车棚属违章建筑，他急匆匆地来医院找精防医生。当时精防医生正在统计报表，社工伸出热情之手，协助他与社区交流解决问题。个案小组成员将此事进行了内部的沟通与交流，社工做了评估与预案，并与社区的主任和管片城管负责的同志进行了沟通与交流。由于考虑到患者的疾病情况，社工全程陪伴他与社区主任和城管负责的同志进行了圆桌会议，针对如何解决家庭基本生活问题进行了交流。在碰面会上，社工协助求助者一起与社区协商解决问题，并表达了愿意配合社区更好地为精神康复者服务。社区方面也积极出主意、想办法，为更有效解决实际问题事先做了细致、有效的工作。

在各部门的大力支持下，李某得到了更好的精神康复服务，切实发挥了多部门联合的作用，扩大救治救助和免费送药上门，认真开展精神病防治康复工作。康复服务内容丰富多彩，让每一位患者都参与其中，让这些弱势群体倍感温暖，从而减轻了家属的负担，维护社会稳定，有利于患者达到心理和社会康复。

今年的 6 月 21 日是个特别的日子——父亲节。当时，我们帮助康复者买了一束康乃馨，这是年过半百的李爸爸收到他儿子送上的第一份父亲节礼物。李爸爸接过这束花，紧紧把儿子搂在怀里，眼睛湿润了。我们见证了这份感动，也被深深地感动着。

回想起来，李爸爸带着儿子来参加康复活动的日子历历在目。李爸爸对我们工作逐渐认可，参加活动频率从每周康复 2 天半到目前的每周 5 天，风雨无阻，节假日也要来康复站转转，俨然把这儿当成了第二个家。患者原本沉默、冲动的个性变得温和并愿意和外界接触了。李爸爸看到了希望，坚定了信念，父子俩走上了社区精神康复之路，时至今日已经走过了 5 个年头。

都说"父爱如山，深邃而内敛"。因儿子生病，无人照看，这位父亲辞去了工作，李爸爸将这份爱全部播撒给了儿子，滋养着儿子的心灵。但他担心如果有一天他不能陪儿子走到人生的终点，谁能代替他。李爸爸常会这样自问。现在，他相信社区医院的精神康复治疗和帮扶政策能够帮助儿子逐步适应社会生活。

这个真实的故事体现了一个老父亲对儿子无私而深沉的爱，最终得到了儿子的感恩与回报，同时也坚定了精防工作者和社会工作者的信心，链接资源，扎实开展工作。通过李某的康复事例，我们创新了一些可行的康复内容，将康复项目与患者需求密切结合，从"德、智、体、美、劳"五个方面入手，对精神疾病患者给予康复治疗和帮助。

"德育康复"：许多患者由于疾病所致，对关爱自己的家人心怀不满。为了改变他们消极偏执的思想，树立健康积极的价值观，中心克服业务用房紧张的困难，开设心理咨询室为患者进行心理疏导，让他们学会理解他人，心怀感恩，树立家庭美德，继而提升社会公德。

"智育康复"：加强精神疾病患者及其家属的学习教育，开展"药物合理应用""精神卫生的家庭护理""心情环保"等有针对性、有特色的知识讲座，既普及了精神卫生知识，又具有实际的指导作用。

"体育康复"：引入中医的八段锦，通过运动锻炼改善患者情绪控制。中医八段锦动作舒缓节奏平稳，使人身心张弛适度，对缓解患者内心的紧张情绪，起到积极地治疗作用。

"美育康复"：为有一技之长的患者提供才艺展示的平台，在中心为他们举办个人画展、手风琴独奏会、小合唱团等，为他们开办才艺交流会，大家在一起学习交流，使他们得到认可、增强自信，陶冶情操的同时，也锻炼了患者的沟通表达能力。

"劳动康复"：为了让患者得到平等的社会认同感，体会自力更生的快乐，中心购置了"加湿花"原材料开展职业康复，让患者参与到"加湿花"制作工作中来。将盈利全部发放给患者，调动患者的积极性，让他们参与社会劳动，逐步融入社会。

# 案例二：重见微笑

北下关社区卫生服务中心　许义杰

个案管理服务是社区精防工作的重要内容之一，是以患者为中心，由多学科团队（精神科医师、护士、心理治疗师、职业治疗师、社会工作者等）提供的连续、协调型服务，最终目标是患者社会功能的恢复。

小明今年 50 岁，性格乐观开朗，脸上总带着幸福的微笑。他有良好的教育背景，在国内重点大学本科毕业后到国外留学。由于长期在国外生活，压力大，逐渐出现幻听、被害妄想等症状，被送入当地精神专科医院就诊，诊断为精神分裂症。他病情稳定后回国，主要由其父亲照顾。回国后因病情复发住过两次精神专科医院，最近一次于 2013 年住进回龙观医院。出院后，小明每日口服奥氮平（欧兰宁）10 mg 治疗，每周到社区日间康复照料站参加康复活动，病情一直保持稳定。期间他作为一名精神康复志愿者协助精防医生组织康复活动。2015 年，案主交往了女朋友，两人感情稳定，准备结婚。

近段时间发现案主情绪低落，交谈中了解到小明的父亲被诊断为阿尔茨海默病，最近其父亲经常发脾气，平日里小明尽心照顾父亲的饮食起居、用药等方方面面，却还受父亲责骂，自己觉得很委屈，感到心力交瘁。

针对小明的情况，精防医生召集社区个案小组成员、居委会干部、残联干事、民政干事、社工等与案主一起沟通，决定将其纳入个案管理服务。从精神健康、躯体健康、应对压力、社会交往、工作教育休闲、日常生活技能、财务管理、家庭支持 8 个领域对案主进行评估。案主的优势是能很好地管理自身疾病，病情稳定，躯体健康状况好，能够主动参加康复活动，协助精防医生组织开展工作。目前与女友感情稳定，有固定的退休金，家里经济状况好，具备独立生活能力。

目前的主要困惑是父亲的身体状况不能离人，需要长期照顾，案主需每天待在家里寸步不离，没有了其他的社会活动，导致情绪出现较大波动。个案管理小组与案主共同协商制定目标：①减轻长期照顾父亲压力；②对案主调整药物，做好情绪疏导。

围绕个案目标，结合实际困难，居委会为小明找到了合适的保姆，并协助案主送其父亲到专科医院诊治，减轻案主的生活照料压力。同时精神科医生上门对案主进行心理疏导、情绪安抚、调整药物，并将每月的免费精神科药物交到小明手中。另外，在个案小组的商讨下，小明女友来到小明身边照料他的生活，帮助其尽快恢复。

个案服务期间，团队成员每周和案主联系，通过上门或电话的方式关注小明的情况，同时还为小明开展 10 次入户访视。幸运的是，小明现病情稳定，每周坚持参加康复活动，继续当康复志愿者帮助他人。随着时间的推移，小明与女友的感情日渐深厚，不久二人将步入婚姻殿堂，开始新的生活。父亲的状况也因及时诊治目前相对稳定，小明的脸上又重新洋溢起幸福的微笑。

针对个案服务的总结：①精神障碍患者个案管理工作不是一蹴而就的，需要针对患者不同时期的需求开展有针对性和持续性的服务，应全方位考虑案主的心理需求和社会需求的重要性，塑造一个完整的家庭支持体系。②个案管理的核心是通过发掘和利用案主的优势资源，促进案主的个体成长。③个案管理工作需要居委会、残联、民政等多方力量共同参与和支持。

# 案例三：积极面对疑心的"他"

青龙桥社区卫生服务中心　梁　京

小阳今年 24 岁，是我们辖区的一名在册严重精神障碍患者。自幼父母离异，性格孤僻，缺少玩伴。他曾与母亲在国外生活过一段时间，母亲发现他经常情绪波动，无故发脾气，甚至有一次还殴打了母亲。自此，母亲将小阳带回国由他的父亲照顾。家里很重视他的教育，为他找了所私立学校，但是没过多久小阳就在学校与人发生了冲突。小阳的精神状况一直不稳定，每天生活在怀疑和恐惧中，经常怀疑有人要迫害自己。

小阳于 2018 年诊断为精神分裂症。那是我第一次见到小阳，一个个头很高，长相秀气白净的男孩。他表情淡漠，目中无人。他出院回家后在我们社区办理了免费服药，维持奥氮平 20 mg/d 治疗。每一次精防人员都会叮嘱家属定期带小阳到精神专科医院复诊，规律服药，定期体检。然而在看似平静的状态中已经波涛暗涌。

2020 年 1 月我们得知小阳停药了，家属自诉小阳服药期间变得呆傻，有时候对声光敏感，认为抗精神病药副作用大，损伤肝肾功能，造成排尿困难，期间曾到某机构做物理治疗——所谓的"量子靶向治疗"。精防人员第一时间将情况告诉了监护小组，并建议家属应尽快带小阳到专科医院就诊，然而小阳仍未就诊。监护小组持续加强关注，动员专科就诊。

在疫情形势仍然严峻的 2 月，我们从居委会得知小阳认为小区测体温人员针对他，在家听到楼上有噪声，就到楼上砸门。精防人员立即与监护小组开展会商。精防人员告诉家属，自行停药不仅会增加复发风险更会加重病情的发展，小阳明显存在病情复发的情况。首先，小阳长期未到专科医院调整最佳治疗方案，目前的行为不排除是病情复发的幻听症状所致。其次，小阳长期未体检，对于他所认为的躯体损害无法印证是否为药物不良反应所致。家庭支持方面，家属需安抚小阳的情绪，帮助小阳识别幻觉与真实环境的区别。会谈期间，海淀精防院社区管理科李主任通过电话给予我们用药技术指导及处置方法，并且随时保障患者用药需求。居委会人员语重心长，为家属分析邻里关系，并表示有任何需求居委会都全力帮助解决。民警为家属分析产生冲动行为后的不良后果以及需要承担的法律责任，从监护人履行职责方面动员家属尽快带小阳就诊，民警可以全力协助护送患者就诊。虽经过长达 3 个小时的耐心劝说，但家属仍存在诸多顾虑，未带小阳到医院治疗。

次日下午，我们接到民警电话，小阳到楼上将邻居家门口的电线剪断，我们立即赶赴现场。楼上住着一对年迈的夫妇，客厅空旷整洁几乎没有什么家具，平时走路很轻。小阳家光线昏暗，客厅放着一台理疗仪，小阳一人裹着被子坐着，衣着欠整洁、身体消瘦、表情淡漠。在与之交谈中，他说他能听到楼上有人拖动椅子，敲地板，认为 4 年前被打的时候有人假扮警察与"那帮人"串通好害自己，度假的时候也有人跟踪自己，用另类眼神看自己，拿棍子打自己的头。他不承认自己有病，拒绝去医院。精防人员耐心倾听他的想法，安抚他的焦虑不安。随后，我们和家属来到居委会协商此事。民警反复告诉家属危害行为的严重程度，精防人员再次分析患者的病情严重程度，家属此次提出带小阳到安定医院就诊。精防人员现场协助家属拨打 114 预约了安定医院的门诊。但是门诊日当天早上得知，小阳在夜里 1 点多离家出走未归。视频监控显示小阳凌晨 2 点 50 分从小区离开，监护小组立即上报上级部门，我立刻联系小阳的父亲询问具体情况，得知小阳因拒绝就诊离家出走。1 个小时后，小阳安全回家，就诊计划取消了。我们告诉家属监护小组依然全力提供各方帮助。每个人都感觉疲惫、无措，明知患者病情复发，急需尽快住院治疗，却卡在了拒绝就医的问题上。

此后，我们一直密切关注小阳的情况。街道卫生总监、政法委领导等各部门高度重视，多次参与现场个案会商。经费保障有街道支持，就诊送医有民警协助，联系专科医院有社区精防人员，还有各种惠民政策，如监护人补贴、海淀区特有的部分免费服药政策、温馨家园精神康复活动等，与患者息息相关的政策我们都耐心与家属分析。

在精防人员多次劝说下，小阳的父亲于 5 月带他到北大六院门诊就诊，并在医生指导下用药调整为氨磺必利（索里昂），但小阳拒绝服药。我们立即与民警及居委会干部入户，依然看到小阳精神颓废，低头不语，身体消瘦，身高将近 180 cm 的他显得弱不禁风。桌上摆着《新概念英语》和《毛泽东选集》，我让小阳跟我们聊他的兴趣爱好，他说他喜欢弹钢琴、写书法，有时候也读英语，但是不能集中注意力。我们悄悄地数了一下桌上的索里昂，近 3 天只吃了 2 片，我们表扬小阳战胜自己迈出了就诊的第一步，安抚他抱着尝试的态度，试一试"新"药的感受。小阳简单地吃些东西后乖乖地把药吃下了。我叮嘱小阳，在服药期间记录自己的服药感受，定期与我分享，同时增强体质，他答应了。从他家离开后，我们的心情都是沉重的，每一个严重精神障碍患者冲动行为的背后都有一个弱小而无助的不能控制的自我。

10 天以后，小阳因间断服药，在家发脾气摔东西，家属告知监护小组已联系好北大六院床位住院。我们赶到小阳家准备协助入院，小阳给我看了他写的日记，记录了每天做的事情，有做家务、运动、学习，有用电脑研究 photoshop，还写了自己的感受：乏力、头晕、静坐不能等。我表扬他言而有信，让他把日记分享给病房医生。就这样，我们 2 名精防人员、2 名民警和社区专干陪同他们到北大六院准备入院治疗。几经周折后得知，小阳父亲并未预约床位。此消息犹如晴天霹雳，但是患者需要治疗，我们义无反顾，持续与监护小组各部门沟通协商。在精防院的大力协同下，小阳当日下午完成了核酸检测和肺部 CT 检查，次日小阳顺利入住精防院，他进隔离病房前跟我们挥手再见。我们每个人都期待着他能康复。

6 月中旬，病房杨主任第一时间告诉我小阳马上要出院了，并向我介绍了小阳在医院的治疗情况，这对我接下来的访视工作有了极大的帮助。小阳出院后服用索里昂及劳拉西泮（罗拉）治疗，根据他的用药种类，我们帮助他把免费服药类型调整为部分免费服药，这样可以为没有经济来源的小阳减轻一部分负担，这就是海淀精神障碍患者的用药有力保障。入户访视时，小阳精神状态明显好转，衣着整洁，面带微笑，礼貌待人。他说他想去工作，有时候还去妈妈学校学英语，就是不太懂得与人交往。他还能认识到自己原来的想法都是病症所致，知道自己有幻听。我们鼓励他在病症稳定后，参加社会活动，在妈妈的学校学习期间练习社交能力，先从与人礼貌问好开始，但是这对于他来说还是有些难度，因为敏感多疑的他有时候会认为别人议论他。我还让他坚持写日记，记录自己的任何感受。当焦虑情绪来"敲门"时，可以通过弹钢琴、写书法等多种形式让自己收获精神成长，并且我告诉他，我们有一个叫温馨家园的地方，那里有丰富的精神康复活动，有同伴支持分享心得体会，我们希望有一天他也加入这个家园。

虽然小阳的病情仍时有波动，历经了艰辛，但最终他的家属改变了对精神疾病治疗的看法，转变了对我们工作的态度。现在我们定期与监护小组去他家里看望，小阳爸爸说小阳现在每天坚持服药，并且保持每日户外运动。

这就是我们平凡的精防工作，它涵盖了多部门的协同与支持。我们希望看到他好转的一天，有朋友，有玩伴，不再有敌意，带着症状面对生活，回归社会。

# 案例四：成长的印迹

永定路社区卫生服务中心　陈　玲

李女士，43 岁，患精神分裂症近 30 年，曾两次住院治疗，2006 年出院至今每日口服氯氮平 400～450 mg，氯硝西泮 4 mg 治疗。患者病情基本稳定，治疗依从性较好，对患病有一定认识，平时有情绪压力时会有短暂幻觉。

父亲有双相障碍，常年处于轻躁狂状态，对女儿十分宠溺，从患病起极少让她承担家庭和社会责任。平日患者在家经常因为小事发脾气，甚至拿刀威胁家人要自杀或者杀人，每次需要父母对她好言相劝，一让再让。患者有购物不能节制的问题，时常因为购物不顺利发脾气，买了退，退了买，让家人十分头疼。另外患者过度关注身体不适，总是因为各种不舒服去体检，每次体检后，又因为查出的微小问题而担心不已。对于患者的干预从 2006 年开始，根据患者的持续成长需要分阶段干预。

第一次干预：患者 2006 年最后一次出院后，开始进入重性精神病患者的康复小组参加活动。患者当时 29 岁，因为擅长做手工，有很大的带领作用，发展成为康复组中的精神康复志愿者。但是患者与人相处能力差，不愿意做喜欢的工作之外的工作，经过多次的观察评估，患者过于关注自己的感受和体验，人际交往方面不达标，最终从志愿者岗位落选。患者无法接受，情绪低落，一度没办法参与日常康复活动。精防医生给予心理干预，促使患者学会理解内心中非黑即白、自我否定的心理模式，自卑心理逐渐减轻，并在社工的热情引导以及针对家属的引导性建议之下，患者重新感受到被接纳和康复站生活的充实感，最终回归康复站活动。

第二次干预：患者对于身体健康十分关注，有一定疑病倾向。患者患胃内息肉，并不会妨碍患者的健康，但需要定期检查和在适当的时候在胃镜下取出息肉。患者对于不手术十分焦虑，担心息肉带来的"危害"；对于手术，又很纠结手术的时机，并且很难克服对于手术的焦虑以及在病房中对病友的恐惧。因此，患者已反复住院出院几次，胃内息肉仍没有手术摘除。精防医生针对此问题系统开展心理干预，患者逐渐能够区分在情绪状态下她的恐惧来自于想象而非现实的发生，并教会患者一些临时应对焦虑、自我放松的方法。近期患者终于能够独自入住消化科病房，完成了手术。

第三次干预：近年来患者父母逐渐衰老体弱。父亲轻躁狂状态逐渐转入长期而中度的抑郁，无法照料患者；母亲原来是家庭事务的主力，但经历两次脑梗后，逐渐失去了操持家务的能力。患者一度十分失落、恐慌，陷入对未来生活的恐惧之中。精防医务人员陪伴患者经历失去的过程，帮助患者接受失去的部分，患者逐渐生成自我成长的愿望，开始学习自己生活需要拥有的各项技能，并且学会照顾患病的父母，对日常生活也逐渐建立自信。

患者在社区生活中的康复，是一个长期、复杂的过程。药物治疗、危机问题的处理、患者自我成长等问题的并行干预，是减少患者疾病复发、促进康复、增强患者适应性的有效途径。

# 案例五：长情的陪伴

学院路社区卫生服务中心　陶树利

案主，女，50岁，诊断为精神分裂症，病程25年。2015年初，案主来到社区医院精神科，精防医生了解到她曾2次在北京安定医院住院治疗。第2次出院后案主一直坚持服用氯氮平112.5 mg/d、利培酮2 mg/d，出院后近10年病情一直很稳定。由此，精防医生猜想案主的生活应该很不错，但没想到案主说："我这10年的生活一点儿也不愉快，患了病别人就认为我是个疯子，周围的人远离我，我现在一个朋友也没有，我也不愿闷在家里，想走出家门。有时候觉得活着真没意思……我现在坚持吃药就是怕犯病，在别人眼里我永远是不正常的人，得了癌症的人还可以当抗癌明星，可我们永远是疯子……我现在办了退职，在家里照顾老人，家庭的经济收入主要靠我爱人。我尽量把自己和家里照顾好，减少家里人的负担。父母高龄，平时需要照顾，我帮他们做做家务，洗洗涮涮，定期帮他们去医院取药、复诊、体检等。我休闲时间喜欢写字、画画，还报了书法培训课程，每周去学习。写字、画画的时候能够帮助自己集中注意力，避免脑子胡思乱想。我的作品还曾在区里市里参加过展览。"

这个案主有明显的病耻感，精防医生想对案主做简单的思想工作，告知她目前社会对精神疾病患者的接纳度很高，不必过于担心、紧张。但是这样的劝慰能有多大帮助呢？我们也试图做这样的努力，却没有收到预期效果。通过对案主描述的分析可知她的苦恼：她有很强的自卑感，同时有强烈的愿望想走出家门，能和亲戚朋友交流，有自己的社交圈，能够体现自身价值，但都苦于无法实现。于是如何帮助案主解除这些苦恼就成为我们社区精防医生的首要工作。我们想到了案主的那句话：写字、画画的时候能够帮助自己集中注意力，避免脑子胡思乱想。在社区很多精神康复者也有类似需求，于是我们就以案主的优势作为突破点，建议她加入社区康复活动中来。这里政府给社区精神康复者们搭建了心与心交流的平台，这里没有歧视，大家平等，同伴互相鼓励支持，畅所欲言。同时还可以享受免费体检、免费服药、免费社区康复。她听了精防医生的介绍后，激动地说自己终于找到了组织，很愿意加入进来。

精防医生通过与残联领导和医院领导积极有效的沟通，得到了领导们的大力支持，决定安排这位案主做社区精神康复志愿者，做书法培训老师。残联理事长特意为书法培训活动购置了所需的笔墨纸砚，在社区精神康复活动中加入每周一次常规的书法培训课程，帮助案主实现了走出家门、交到了朋友、发挥自我价值的愿望。同时也鼓舞了其他康复者，为他们增强了信心。为了体现康复者们的劳动价值，展示康复效果，区精防院、街道残联也经常组织一些书法展览、拍卖等活动，康复者们都很开心，纷纷上交自己的书法作品。疫情前医院每年寒暑假都会开办职工子女的托管班，为了让案主更好地融入社会，医院领导请她给职工子女做硬笔书法培训，得到我院职工和孩子们的好评。为了体现她作为老师的自我价值，精防医生特地向院长给她申请了一笔劳务费，这也是院领导对她的鼓励。

针对这位案主可以列出以下优势：对疾病有较好的自知力，能够主动坚持服药，病情稳定，躯体健康。虽然已经退职，但勇于承担家庭责任，承担了很多家务劳动，能够很好地照顾老人，减轻家人的负担，支持爱人全心投入工作。她有自己的兴趣爱好，主动通过练习书法、绘画帮助自己集中注意力。针对其在书法和绘画上的特长，精防医生鼓励案主参加社区康复活动，在活动中多给案主一些机会发挥自己的特长，通过这个平台帮助她认识新的朋友，发挥自我价值，增强自信。

社区精防医生与案主良好沟通，发掘案主优势，取得家属的支持，最大可能发挥案主的长处，给予案主更多的鼓励和肯定，这些是帮助案主增强自信、减少病耻感的重要途径。精神病患者的家属也承载着很大的压力，疾病的压力、经济的负担、社会的歧视等。精防医生在实际工作中要多肯定家属的付出，能够和家属多沟通，促进患者家庭成员间相互鼓励和肯定，帮助患者建立自信。在社区从事精神卫生防治工作的医生要尽一切可能帮助患者，搭建展示其自身能力和价值的舞台，也要充分利用社区资源，多部门共同合作，促使患者走上康复之路，拥有健康、愉快的生活。

# 案例六：从关注一个人到关注一个家

羊坊店社区卫生服务中心　黄彩秀

小桑，女，27 岁，未婚，无业，诊断为精神分裂症。于 2019 年 12 月接受社区个案管理，当时小桑精神症状基本消失，自知力部分恢复，危险度评估 0 级，但服药需督促，接触被动，生活懒散。制订的个案计划包括药物自我处置技能训练和日常生活技能训练。患者能在家人和社工的协助下，规律服药，定期接受评估，自我照料能力有显著提升。

2020 年 1 月底，新冠肺炎疫情出现，个案管理小组成员通过微信视频和电话联系开展评估。了解到患者疫情防控意识差，常常拒绝佩戴口罩就外出闲逛，不愿在家，对母亲提醒她返家后洗手感到不耐烦，母亲感到委屈，数落她几句，她就关上房门不理母亲。根据获得的情况，我们将近期个案管理计划的目标调整为增强患者的疫情防控意识，减少外出。

日常电话访视中，患者表示信任精防医生，认为她母亲在家啰唆，愿意单独和精防人员聊天。精防医生便和她约好戴口罩来社区卫生服务中心门口见面。患者比约定的时间迟到了半小时，精防人员看见她时，没有责问她为什么迟到，而是问她路上冷不冷，并表扬她疫情期间能戴口罩，与人保持一米安全距离。在与患者讨论的过程中，患者表示愿意通过电话的形式和精防人员交流，愿意减少外出，让母亲在疫情期间陪伴自己进行功能训练，并且在家进行绘画和听英语等兴趣活动。此外，精防人员也向患者做了疫情防控相关的健康教育，引导患者认识到母亲对自己洗手的提醒是出于好心，使其进一步理解母亲。沟通过程中，让患者意识到自己既是服务对象，更是个案管理团队中的一员，认识到自己在团队中的重要性，提高患者进行功能训练的积极性。

在制定增强患者疫情防控意识这一目标的同时，我们也关注患者身体和心理状态，开展家庭教育。因患者从小性格内向，父母忙于工作疏于陪伴，由姥姥及奶奶轮流照看。职高期间患者逐渐出现精神异常，毕业后，一直在家没有工作，也没有社交圈子。我们告知家属，患者目前缺乏安全感、回避社交、不知道怎样和人打交道，征得患者同意后尝试先从家庭训练开始，希望得到家属的支持。考虑到其母亲的情绪，先让母亲在电话里宣泄她多年陪伴患者的辛苦，并了解母亲的不良情绪主要来自担心自己和丈夫老了，没有人照顾患者，是担心患者的未来而焦虑。引导其母亲看到患者的优势，减轻担忧，缓解情绪，用合适的方式表达关心和督促训练。放手让患者先从力所能及的家务做起，遵守作息时间，鼓励患者挑选话题（如在家画画和听英语的感受）和父母在家交流，鼓励患者遇到健康问题向家庭医生服务团队的医生咨询，为患者创造疫情期间相对简单的社交渠道。

精防人员帮助患者适应周围环境，并也力所能及地调整周围环境。每季度和社区会商，遇到问题时提前沟通。精防人员和社区取得联系，了解到她外出的频次较多和防护措施不到位，并和社区人员及时沟通。比如，看到她外出时，尽量避免流露不耐烦的情绪，可以问问她外出的原因，社区能否帮她代办，示范如何正确佩戴口罩和接受体温检测，以及如何使用北京健康宝，等等。社区人员表示理解和配合。半个月后，患者外出次数明显减少，也能正确佩戴口罩，并向在小区门口值守的社区人员表示感谢。

通过实例向患者及家属宣传社区个案管理的重要性，既要看到困难又要树立信心。要给予连续性支持，对患者及家属的心理问题进行干预，循序渐进。社区个案管理带来的不只是个案功能的恢复，更是个案本人和整个家庭的恢复。衰退而闭，不如康复而行。

# 案例七：走进社区康复的大门

花园路社区卫生服务中心　郭振军

当我再一次见到小颖时，我很震惊。和 3 年前相比，她的体型发生了明显的变化，就像吹足了气的气球。虽然我知道一些抗精神病药会影响到人体的糖、脂代谢，会使人发胖，但我还是很震惊。

记得我和小颖第一次见面是在 2011 年 7 月，那是个炎热的夏天。和多数近 40 岁的中年女性一样，她中等身材、圆脸，说话细声细气，温婉含蓄中带着一丝胆怯。我帮她建完档后，告诉她我们能为她提供的服务，包括定期随访评估、免费服药、免费体检、康复活动等。当我说到这些时，我发现她很专注，饶有兴趣。为了鼓励她能积极参加康复活动，我向她展示了康复者的作品，书法、绘画、衍纸画、珠艺等。还向她介绍了几位康复志愿者是如何协助我工作，比如，定期参加区级的精神康复志愿者培训，获得与更多的康复者进行交流的机会。她很认真地听，也很仔细地看。这个时候，我也向她宣传一些参与社区康复的益处，明确告诉她药物治疗只是一方面，全方位的治疗包含药物治疗、同伴支持、家庭支持、心理治疗等。她被这些全新的理念吸引住了，愉快地和我约定下周四上午一定要来体验一次我们组织的康复活动。第一次的体验如期而来，活动进行得平稳而顺利。因为忙，活动结束后我和她没有做过多的交流。让我颇感意外的是，大概在她回到家没多久，小颖的哥哥打来了电话，她的哥哥很生气地质问我们，为什么小颖在参加完康复活动后，回家就哭了。我向同事了解情况后告诉她哥哥："小颖在参加康复活动的时间里没有和老师、病友发生过任何不愉快的事。也许是她参加完活动内心有所触动吧。她能保留这样的情感体验，我们应该高兴才对。"无论我怎么解释，她哥哥始终是一句话，以后每月只来拿药，不会再让她来参加活动了。

于是在 3 年之后的某一天，发生了文章开始的那一幕。她和我说，在家里很无聊，想要和病友们一起参加康复活动。我的内心是高兴的，尽管有些遗憾她没有早点儿加入我们这支康复队伍。

她在我们这个康复群体中表现得非常积极。每次参加康复活动时，她都会很谨慎地问我们工作人员，自己衣着是否得体、身上是否有异味。我们都会很赞许地告诉她，她的衣着很整洁，如果夏天容易出汗，怕身上的气味难闻影响到别人，出门洗个澡就好。她积极、上进、愿意把握任何机会，主动找病友和老师学习手工制作的技巧。虽然在今年，因为疫情的原因，她所在的社区实行封闭式管理，她也因为生活节奏被打乱，自己没有调整好而再次住院。但让我欣慰的是，她出院后依然如故。当能恢复"自由活动"后，她第一时间来到社区医院找到我们，又开始重拾她的手工制作之路。

在社区，像小颖这样的康复者有很多。但也有很多原因使患者还没有踏上康复之路，我总结有以下几点：

**1. 病耻感**

使家属和患者本人都不愿让患者抛头露面，不愿让街坊四邻知道，家里有人患精神疾病。

**2. 家属对患者的过度保护及不信任**

患病后，很多患者都被家属养育成了"巨婴"。我们的患者中从来不乏 40 多岁了还整天睡懒觉、打电脑游戏，不仅不再工作，还从不做家务，而由年迈的父母在一旁伺候。有的家属则认为患者什么事都干不好，索性不让他干，自己全包圆了事。还有的家属认可了患者的"懒惰"，感到多说无益，自己还会很生气，最后也听之任之了。

**3. 心态问题**

有一部分高学历的患者患病后难以及时调整心态，难以接纳患精神疾病这一事实，变得"大事干不来，小事不愿干"，甚至沉浸在自我的世界中，逐渐与社会脱节，以至于社会交往能力越来越差，最后彻底走不出家门了。

在通往康复的道路上，我们为患者打开了一扇门。有的患者进来了，他们看到的是满眼的精彩，流连忘返；有的患者感觉这里的风景也没什么，他们本可以走出自己的精彩，但最终却举步不前；还有一些人犹豫、迟疑、不愿改变，从来就没有踏进这扇康复的大门。

随着我国精神卫生事业的不断发展，社区康复有了良好的政策环境，基层医疗机构的使命任重而道远。海淀区街道精神卫生综合管理就是多部门联合作用的典型例子。在海淀，民政部门给予患者低保补贴、住院补贴；残联给予患者精神残疾补助，同时还投入资金开展各项康复活动；政法委牵头联合各部门给予家属监护人补贴。想到这些，我内心无限感慨，信心和希望同在，未来可期。我们医疗部门唯有努力学习专业知识、提升和创新康复技能，让精神卫生服务触动人心、深入每一户家庭，改变人们的认识理念，赢得大众对社区康复的支持；在充足的资金支持下，逐步实现康复个体化，让患者更有参与康复的动力。

# 案例八：面对丧失与哀伤，个案管理小组来帮忙

清河社区卫生服务中心　朱世辉

小张是一名社区在档的严重精神障碍患者，2004 年发病，先后住院 3 次，诊断为精神分裂症。父母离异，小张与父亲二人相依为命，父亲是患者唯一的精神寄托。2013 年，在精防医生的动员和鼓励下参加了社区康复活动，同时他也申请了社区免费服药。

近几年来，患者始终坚持积极参加康复活动，每月按时领取免费药物。一切似乎都很平静，但突然的意外事件，打破了平静的康复生活。患者的父亲在一次检查中发现肾功能严重受损，同时出现各种不适症状，不得不接受血液透析治疗，这对患者的心理冲击是巨大的。父亲的病重，意味着患者的靠山动摇了。这之后患者渐渐出现了悲观的情绪，每次康复活动时，都会问医生："我父亲的病能治好吗？他要是死了，我该怎么办呢？"由于患者父亲的病情进展很快，必须接受住院治疗，小张面临着巨大的心理压力。晚上开始失眠，担心失去父亲。半夜时给医生打电话说："我父亲要是死了，我也不想活了，活着也没意思，没人会管我。药也不想吃了。"那一晚上，精防医生在电话里给患者做了 2 个小时的心理疏导，情绪才平稳下来。经过专业评估，目前患者的病情已经出现波动，患者面临的主要是现实性生活事件问题，需要多方力量来帮助。

第二天一早，精防医生将小张的情况汇报给了街道精神卫生综合管理小组。当天，由街道副主任主持召开了精神卫生个案管理小组会议，街道、残联、民政、卫生等部门的工作人员均参加了会议。针对患者目前面临的实际问题，各部门发表了自己的意见和解决办法。会后，街道副主任带领部分小组成员来到患者父亲所在医院进行了慰问，同时对患者进行了心理疏导和安慰，并表示如果患者父亲去世了，一定会有人来管他的。患者悬着的心终于落地了，情绪明显好转，睡眠也踏实了。未来生活的信心得到了恢复。

在精神卫生个案管理小组的协调配合和帮助下，患者的父亲从病重到去世都得到了相应的处理。并且在残联的负责下，患者后期入住了精神康复园。

# 参考文献

1. 科里. 心理咨询与治疗的理论及实践. 谭晨，译. 北京：中国轻工业出版社. 2010.

2. 何绍辉. 生命历程理论视域中的街角青年——以星城 GJQ 社区为表述对象. 中国青年研究，2016（7）：27-33.

3. 王晓莉，连芙蓉. 生命历程理论视角下的东乡族女性家庭地位研究. 西北民族研究，2013（3）：36-42，17.

4. 杨汇泉，朱启臻. 农村留守儿童家庭抚育策略的社会学思考——一项生命历程理论视角的个案考察. 人口与发展，2011，17（2）：63-72.

5. 莫妮卡·麦戈德里克，兰迪·格尔森，苏艾丽·佩特里. 家谱图：评估与干预. 谢中垚，译. 北京：当代中国出版社. 2018.

6. 姚贵忠. 重性精神疾病个案管理. 北京：北京大学医学出版社，2017.

7. 伊根. 高明的心理助人者：心理咨询的操作过程与技能. 郑维廉，译. 上海：上海教育出版社，1999.

8. 姚贵忠，耿彤，王涌. 精神分裂症住院康复管理手册. 中国心理卫生杂志. 2009，（增刊2）.

9. 于欣，方贻儒. 中国双相障碍防治指南. 2 版. 北京：中华医学电子音像出版社，2015.

10. 斯塔尔. 精神药理学精要：处方指南. 于欣，司天梅，主译. 北京：北京大学医学出版社，2009.

11. 黄天宝. 抑郁的团体认知行为治疗. 张宁，王纯，主译. 北京：人民卫生出版社，2012.

12. 迈克尔·D. 斯宾格勒，戴维·C. 格雷蒙特. 当代行为疗法. 胡彦玮，译. 上海：上海社会科学院出版社，2017.

13. 王璐，赵静，徐艳斐. 心理危机干预的研究综述. 吉林省教育学院学报，2011，27（9）：139-141.

14. Schneider LC, Struening EL. SLOF：a behavioral rating scale for assessing the mentally ill. Soc Work Res Abstr, 1983, 19（3）：9-21.

15. 信春鹰. 中华人民共和国精神卫生法. 北京：中国法治出版社，2018：11-13.

16. 陆林. 沈渔邨精神病学. 6 版. 北京：人民卫生出版社，2017：949-951.

17. 王华丽. 痴呆居家照护辅导：辅导员工作手册. 北京：北京大学医学出版社，2020.